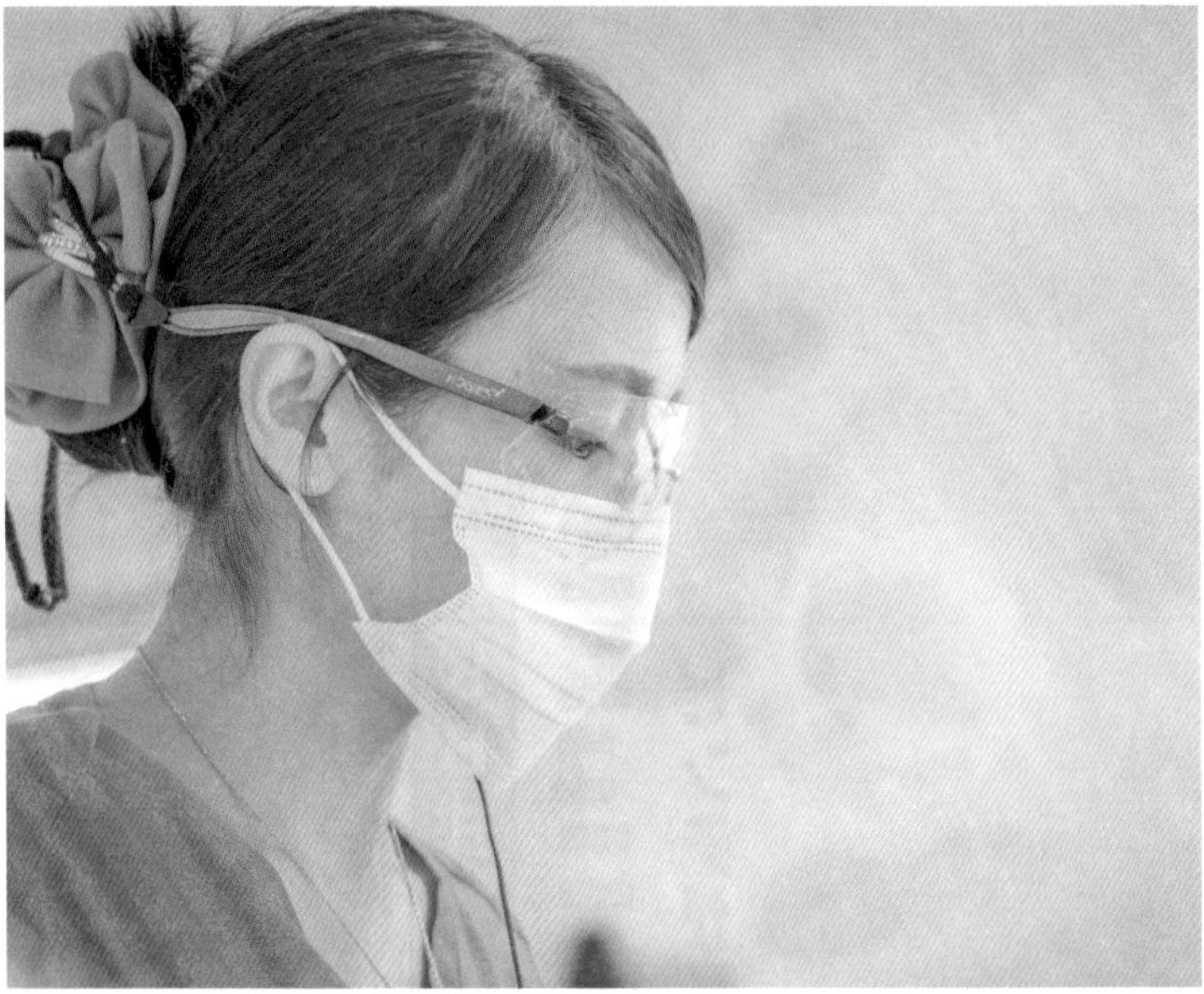

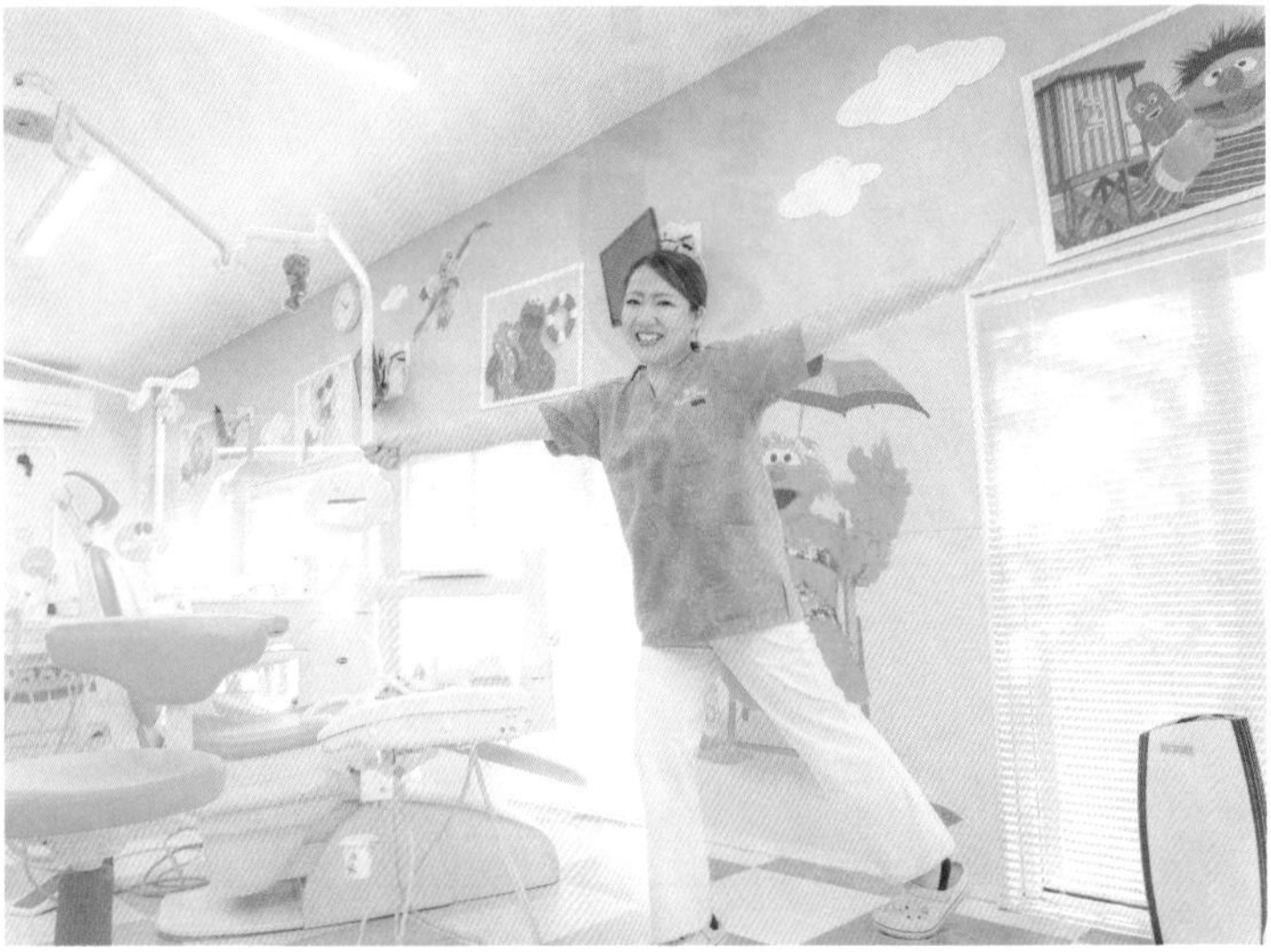

ファンをつくるコミュニケーションを心がけるスタッフの皆さん！
キーワードは笑顔です！

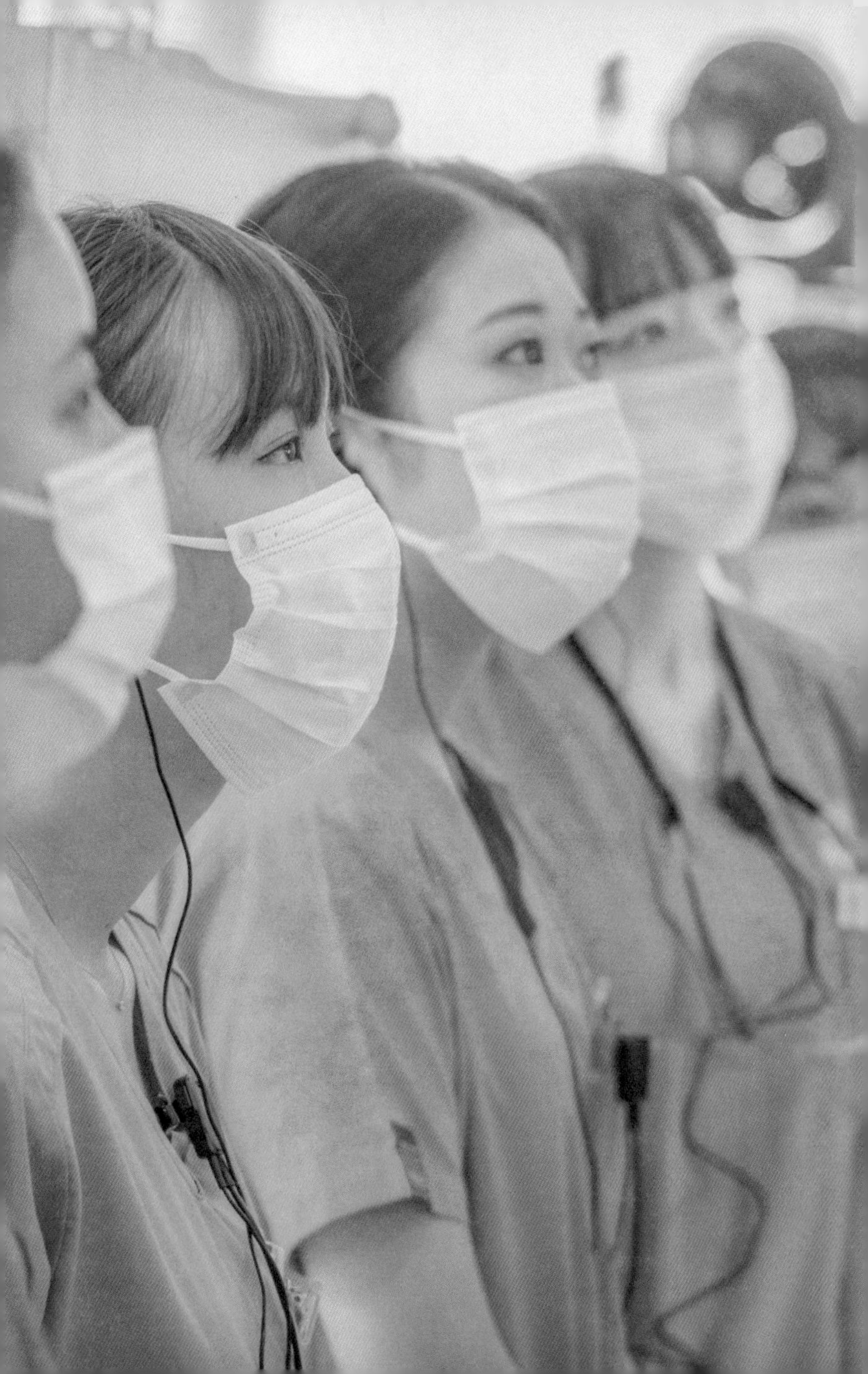

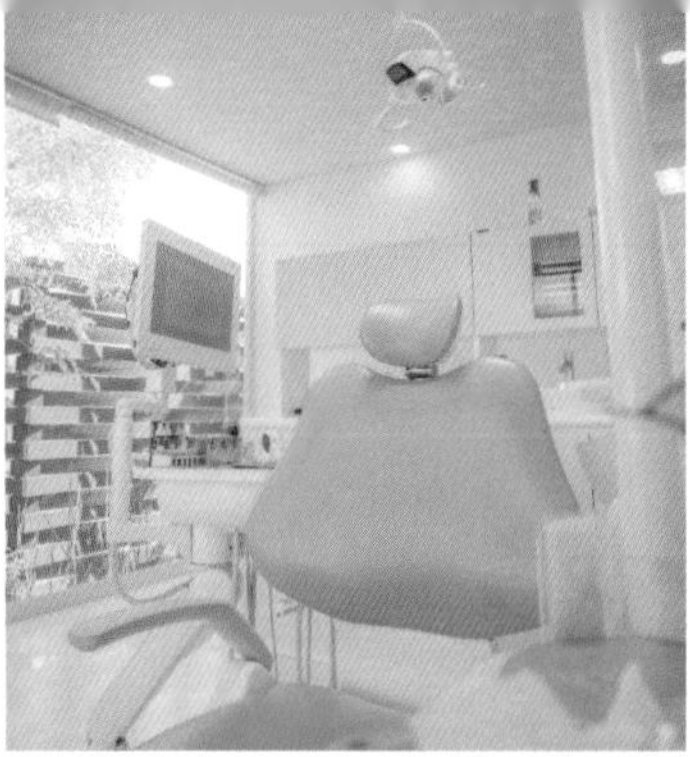

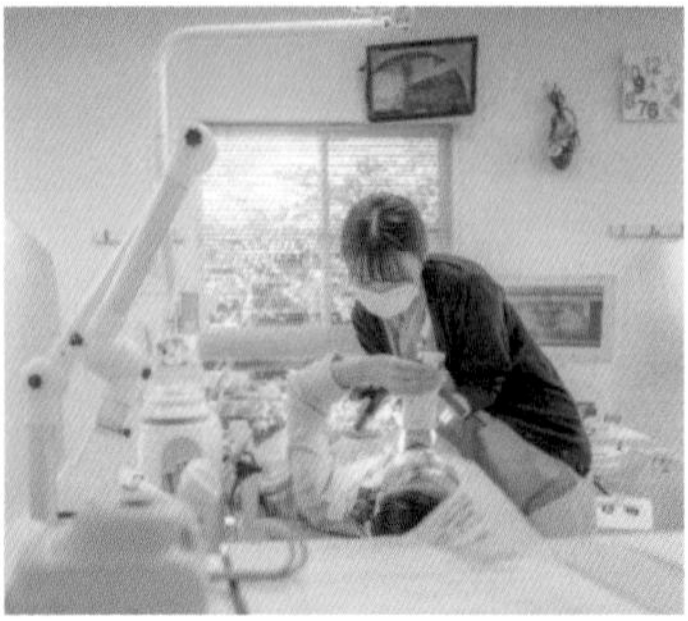

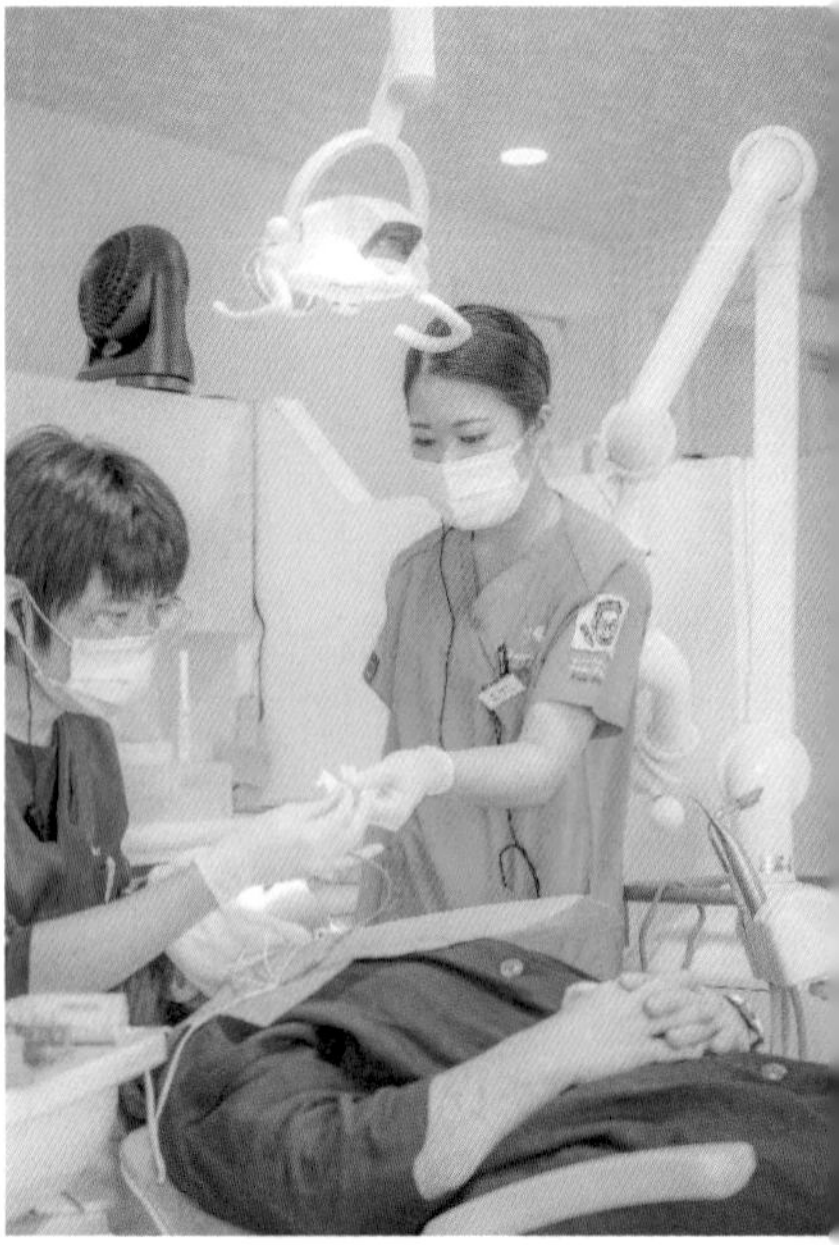

明るいカラフルな診療室

ごうだ保育園　123 for BABYs!

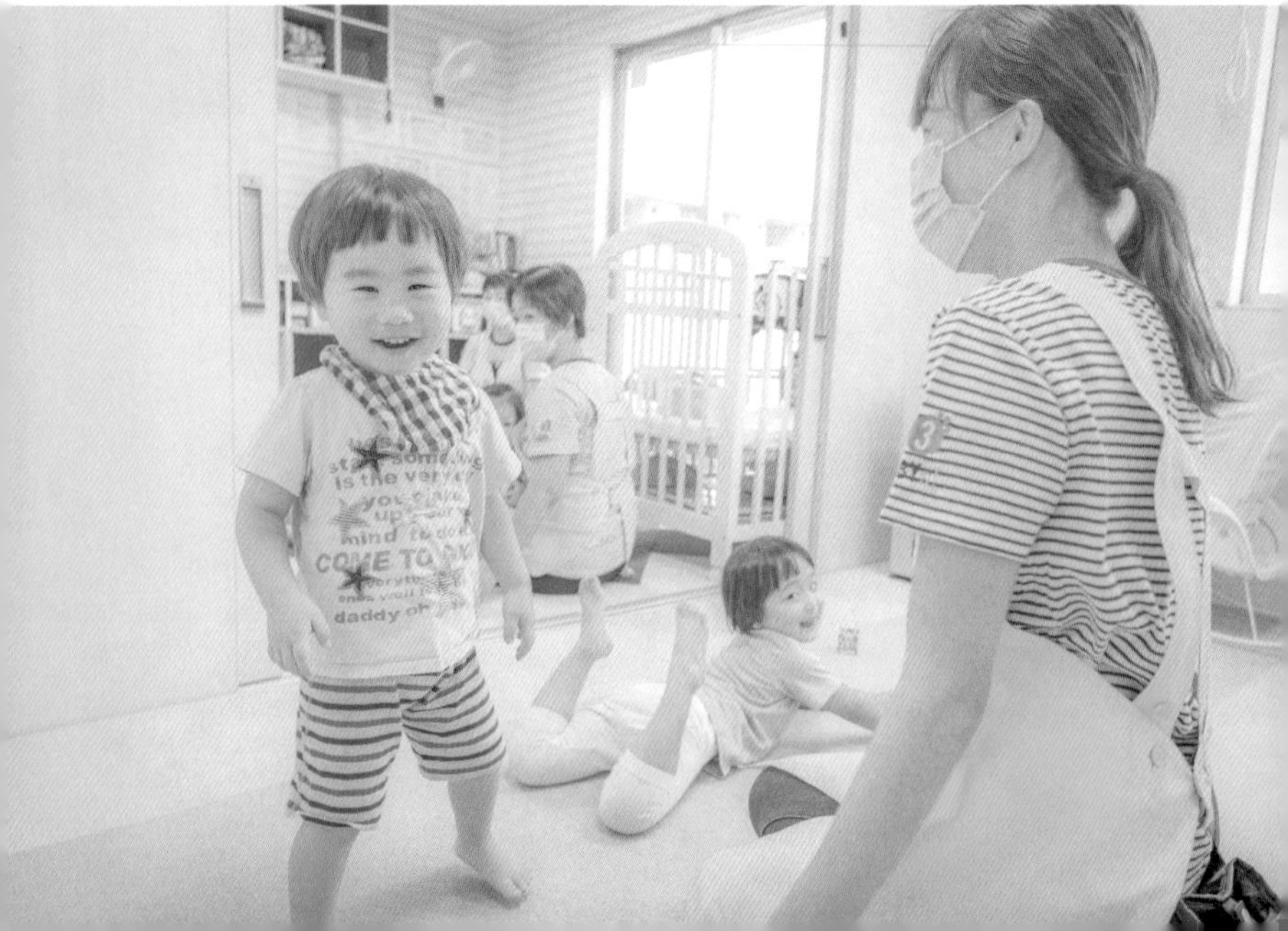

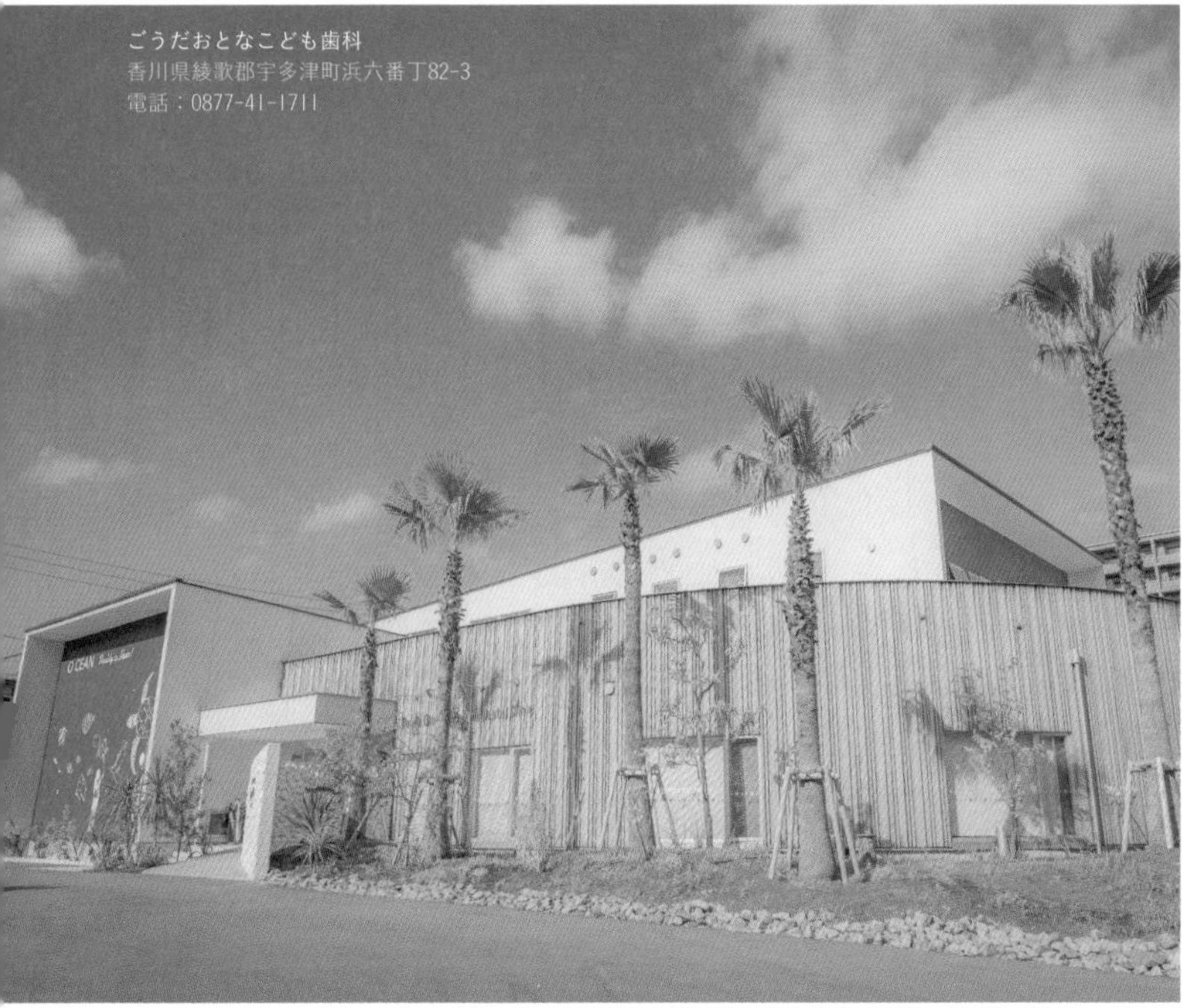

ごうだおとなこども歯科
香川県綾歌郡宇多津町浜六番丁82-3
電話：0877-41-1711

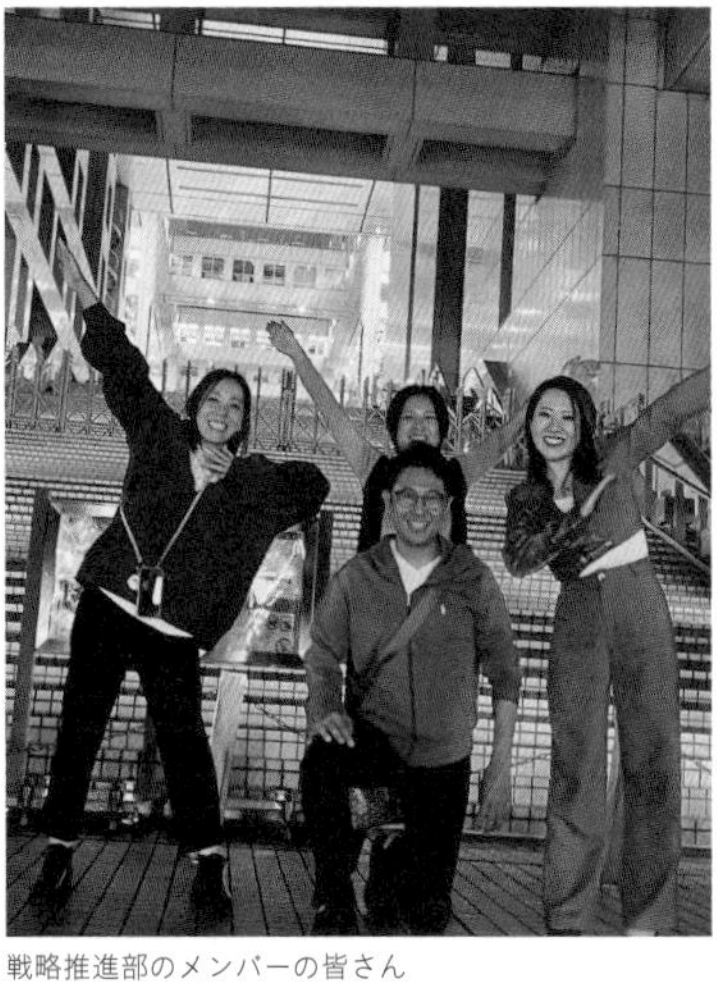

戦略推進部のメンバーの皆さん

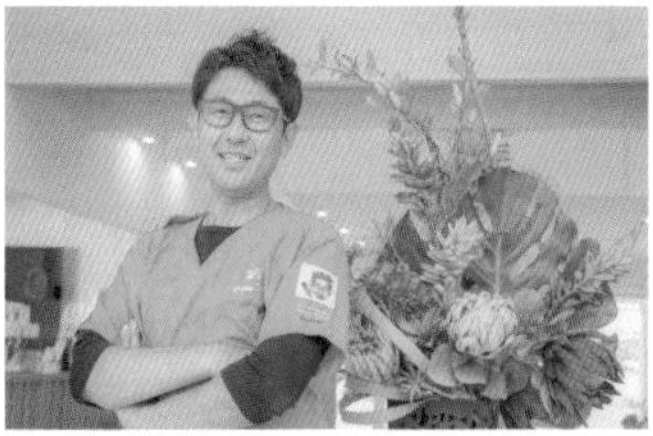

合田 大亮理事長

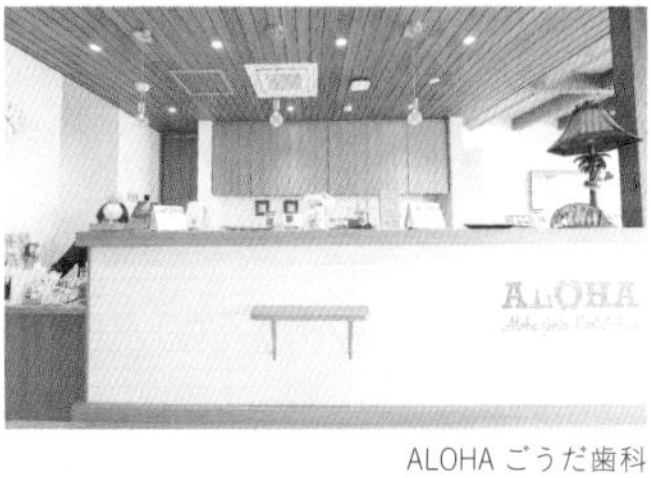

ALOHA ごうだ歯科

目次

序章　ピンチが私たちを強くした

第1章　まわりをファンにするＡＫＢ式コミュニケーション術

第2章

AKB式コミュニケーションは「双方向」がキーワード

第3章

ＡＫＢ式ファンコミュニケーション

第4章
ファンに選ばれ続けるためのAKB式コミュニケーション

第5章

ＡＫＢ式コミュニケーションを実現するリーダーの心得7カ条

序章

ピンチが私たちを強くした

序章 ピンチが私たちを強くした

ピンチで見つけた、一番大切なもの

2022年に前著『スタッフが輝くAKB式マネジメントのすすめ』(以降、AKB式マネジメント)を刊行した後、多くのメディアに取り上げていただきました。学会の会合などに参加したときに、「あの本、読みましたよ」と同業者に声をかけていただくこともありましたし、『AKB式マネジメント』を読んで求人に応募して頂いた医師や衛生士もおられました。

ごうだ歯科は一見、何もかも順調に行っているようでしたが、僕はいつも心の中に不安を抱えていました。

すると案の定、刊行後半年が経つころから暗雲が垂れこめてきました。組織はいつの間にか、歯車が狂いだしていたのです。

スタッフを輝かせることを目指していたのに勘違いして、いつしかスタンドプレーが目立つようになった。また、さらなるステップアップを求めたスタッフが、一般企業へキャリアアップのために転職してしまった。信頼していたスタッフに裏切られた――。

まるでピンチの波状攻撃でした。もちろん、それらはすべて僕の未熟さゆえに起きた出来事です。まだまだ成長の途中のリーダーであることを改めて痛感しました。

そして、ピンチの連続のなか、僕なりに得た結論は、「トラブルはコミュニケーションでしか解決できない」という、とてもシンプルな答えでした。

コミュニケーションで一番大切なのは何か。

それは「テクニック」や「時間」ではなく、「心を削らないこと」だと思います。

歯科治療でなるべく歯を削らないのと同じで、相手の心、周囲の心、自分の心をガリガリ削らないことが大事です。

もちろん、話し方や聞き方も身につけなくてはなりませんが、それはノウハウに過ぎません。いくら話し方や聞き方のスキルがすぐれていても、相手をいたわり、誠心誠意、本音で向き合おうとしない限り、相手の心を動かせないのだと悟りました。

ただ、本音で向き合うのは正直しんどいです。

相手と大喧嘩になるかもしれませんし、相手に恨まれるかもしれません。しかも、お互いが傷つく可能性大です。だから、僕もいつの間にか自分が削られるのを怖れて、スタッフと本音で向き合うのを避けていました。その結果、相手の心を削ってしまっていたのです。

歯は、一度削ってしまうと二度と元には戻りません。

心も同じです。一度傷つけてしまうと、なかなか元には戻らないものです。削ったり抜いたりするのは、最後の手段です。

本音で相手と向き合おうとしないでそのまま放置すると、手遅れの状況になってしまうのです。

とくに、今はSNSで自分と同じ思考、同じ趣味、同じ性格の人とつながりやすい時代です。それは仲間が増えるというメリットがある反面、自分と違う思考、性格の人を排除しやすくなります。

自分と違う考えの人を受け入れるには、やはり謙虚に正面から向き合うしかありません。

リーダーの自分がそんな当たり前のことをおろそかにした結果、組織はガタガタになったのだと思います。


そして、ピンチのなかでも何とか組織が崩壊しないでいられたのは、僕の右腕となるリーダーたちが育っていたからでした。

リーダーは孤独です。

だからこそ、精神的に追い込まれないためにも、自分の弱い部分や未熟な部分もさらけ出して、受け入れてもらえる仲間が身近に必要です。

ピンチの局面で、悩んでいる自分の姿を見せられる相手がいると、精神的にはるかに楽だと実感しました。

リーダーには、右腕となる人材が必要になるときが必ず来ます。それも一人だけではなく、複数人いるほうがチームで問題に取り組めます。

リーダーは完璧である必要はなく、自分の苦手な部分を補ってくれるサポーターがまわりにいれば、組織を回していけます。自分ですべてやろうとするのではなく、荷物を一緒に背負ってくれる仲間を増やすことが、組織のマネジメントの要でもあるのでしょう。

AKB式マネジメントをアップデートする時が来た

前著でご紹介したAKB式マネジメントは、ごうだ歯科独自の組織のマネジメント方法です。

これは、リーダーがプレイングマネージャーから脱するためのシステムづくりです。

歯科医院のような小さな組織は、歯科医が経営者をしながら治療をし、衛生士や歯科助手などのスタッフを育てるプレイングマネージャーであることが基本です。さらに、現役で治療を続けるためには、自分自身が勉強をし続けなくてはなりません。

1つのクリニックで、患者数がそれほど多くなければ、プレイングマネージャーでもやっていけるでしょう。

しかし、患者さんが増えればスタッフも増やさないとやっていけません。そうなると必ず、自分だけですべてを切り盛りするのは難しい限界点が来ます。

さらなる発展をするには、自分に代わるリーダーを見つけて、自分の仕事を少しずつ任せていく必要があるのです。

これは歯科医院に限らず、すべての組織で必要なことだと思います。


ＡＫＢ式と名付けたのは、総監督を置いて、チーム全体のマネジメントを任せたからです。ＡＫＢ48には歴代総監督がいることから、「ＡＫＢ式マネジメント」と名付けました。ベースにしている識学は、ベストセラー『リーダーの仮面』（ダイヤモンド社）で一躍有名になった株式会社識学の社長・安藤広大氏が広めている組織運営理論です。

識学は「感情はマネジメントを邪魔する」「リーダーの役割は、部下たちのモチベーションを上げることではなく、成長させること」のように、今までのリーダー論を否定するような考えが中心になっています。

僕は識学の教えが気に入っていて、ある程度取り入れたら組織運営はうまくいくと思っていました。

実際、一年ぐらいはうまくいっていました。

ＡＫＢ式マネジメントを導入する前も各クリニックにリーダーを置いていたのですが、スタッフが悩みや不満があるときは、僕に直接相談に来ることがほとんどでした。

しかし、スタッフが１００名近くに増えると、さすがに僕一人では対応しきれません。

また、たいていのリーダーはそうだと思いますが、他のことで頭がいっぱいのときに「Ａさんの態度が許せない！」と不満をぶつけられても、なかなか親身にはなれません。そのときに不用意に発言した言葉に、勝手に尾ひれをつけて話が伝わることもあり、「このままではまずいな」と感じていました。

そこで、ＡＫＢ式マネジメントですべてのスタッフの不満や疑問などが、総監督をはじめとする幹部に集まるような仕組みをつくりました。

実際には、クリニックごと、担当する仕事ごとにチームをつくり、各チームのリーダーがスタッフを指導しています。チーム内のスタッフから相談があったら、リーダーがクリニックのチーフに報告し、チーフが総監督に相談する、という流れになっています。

たいていの案件は総監督とチーフで相談して決めて、僕に判断を仰ぐような案件は激減しました。

僕の負担が減り、総監督やリーダーたちの育成にもなり、現場のスタッフたちも自分の頭で考えて行動できるようになる、すぐれたシステムだと思っていました。

けれども、コミュニケーションが減ると、僕の目が届かない部分が増えます。

コミュニケーションは質も量も必要ですが、量が減り、組織はギクシャクしていきました。さらにコロナ禍がコミュニケーション不足に拍車をかけ、ますます溝が深まっていったのだと思います。

結局、いくら立派な仕組みを整えても、人は動いてくれるわけではないのでしょう。

よく言われるように、人間は感情の生き物。

自分の感情を排しても、スタッフ一人一人の感情を排することはできません。僕は気づかないうちにスタッフの感情や心を削ってしまい、修復できない傷を負わせていたのかもしれません。

だからと言って、AKB式マネジメントをやめようとは思いませんでした。

どんなシステムであっても、導入して組織になじむまで数年はかかるでしょう。

アップデートを繰り返しながら、組織に合わせていくしかないのだと僕は腹をくくりました。

アップデートのために僕がしたのは、AKB式マネジメントに「魂」を入れる作業です。

それをAKB式コミュニケーションと名付けました。

長く愛される組織はコミュニケーションが命

AKB48は活動をはじめて18年になるそうです。

メンバーは常に交代しながらも、ずっと続けていられるのは、やはりファンとのコミュニケーションをとる場をしっかりつくっているからでしょう。

現在も秋葉原にAKB劇場という定員250名の小さな劇場があり、そこでは毎日AKB48のメンバーの誰かがステージをしています。これだけメジャーになっても「会いに行けるアイドル」というコンセプトを変えていないのです。

AKBの握手会は有名ですが、コロナ禍をきっかけに「オンライン個別お話し会」も開いていています。ファンが推しのメンバーと1対1で、オンラインでおしゃべりできる場をつくっているのです。

「推し」という言葉は定着しましたが、今は、特定の一人を応援するのではなく、グループ全体を応援することを「箱推し」と言うそうです。

ごうだ歯科としても、箱推し、もしくは推しのスタッフがいるクリニックを目指したいと考えています。そうでないと患者さんに選び続けてもらえないでしょう。

歯科医院は、今でも年間に1、000件以上が開院しているので、同じ地域に歯科医院が何軒もあるのは普通です。

ですので、少しでも治療に疑問を抱いたり、スタッフの態度に不信感を持ったら、患者さんは迷うことなく別の歯科医院を選びます。それも、何の予兆もなく。

だから、目の前の患者さん一人一人に全力で取り組むしかないのだと思います。そのためには患者さんとのコミュニケーションが何よりも大事です。

患者さんの歯を守るのは大切ですが、心もケアしていかなくては信頼感や安心感を持ってもらえません。

同時に、患者さんに箱推ししてもらうためには、院内のコミュニケーションも大事です。

スタッフ同士の仲がギスギスしていると、必ずそれは患者さんにも伝わります。

実際、ごうだ歯科でもこの一年でスタッフ同士の関係が悪化し、それが患者さんにも影響するようになりました。

治療中、すべてのスタッフがインカムをつけて、「この患者さんのクリーニングをお願いします」などと指示が出ると、手が空いているスタッフが「分かりました」と答えて、患者さんの対応をすることになっています。

ところが、誰も応じないことが度々あったのです。

最初は、「忙しくて誰も答えられなかったのかな」「聞こえなかったのかな」と思っていたのですが、特定のスタッフの指示のときだけ応じないのだと気づきました。

むろん、誰も答えないと患者さんは待たされることになります。

「インカムには必ず応じて」と何度もスタッフたちに注意しても、一向に改められませんでした。

それは既に小さな傷ができていたのかもしれません。

しかし、小さな傷を放っておけば、いずれ治療不可能なほどの大きなトラブルになるのは目に見えています。

虫歯も小さいうちに治療する必要があります。しかし、いきなり削るのではなく、ブラッシングなどの生活習慣を直すだけで、進行を止められます。

コミュニケーションもそれと同じです。傷が小さいうちに修復したら、組織は大きなダメージを受けずに済みます。

普段は仲がよくなくても、仕事のときだけプロフェッショナルとしての意識をもって患者さんに対応してもらえれば、それで十分だと僕も思っていました。

ところが、実際にはそんなに簡単に感情は切り分けられるものではなく、普段の仲のよい・悪いはそのまま仕事に直結するのだと痛感しました。だから、普段のコミュニケーションをよくするような取り組みも考えました。

そもそも、僕はコミュニケーションが得意ではありません。

雄弁に語れるリーダーではなく、女性スタッフとの1on1ミーティングなどは、何回やっても何を話したらいいのかわかりませんでした。

そのコミュニケーションの苦手な部分を、総監督やリーダーたちに補ってもらうのがAKB式マネジメントのメリットではあったのですが、丸投げのようになってしまい、現場のスタッフは不満を感じていたようです。

「前は理事長が話を聞いてくれたのに、今は上司から上司に伝わる段階で、感情や解釈が入ったりして、思っていることが伝わらない」という意見もあり、「組織運営は本当に難しい」と頭を抱えたくなります。

僕よりもっと上手にコミュニケーションをとれるリーダーは大勢いるでしょう。

それでも、逃げずに立ち向かうしかない。

今回は、そんな僕がコミュニケーションで悪戦苦闘しながら得た学びや失敗を、恥を忍んでご紹介します。

僕と同じように悩むリーダーの方に、少しでも役立つことがあれば僕としても本望です。

第1章

まわりをファンにする AKB式 コミュニケーション術

AKB式コミュニケーションの「3つのS」

AKB式コミュニケーションは、一言で言うなら「ファンをつくるコミュニケーション」です。

皆さんもご存じのように、AKB48は握手会など、一人一人のファンと直接コミュニケーションを取れる場をつくって人気を博しました。今までの、雲の上の存在のようなアイドルではなく、憧れの先輩のような存在になることで、ファンとの距離感を縮めました。患者さんだけではなく、スタッフ同士でもファンをつくれるように。

つまり、お互いに認め合い、尊敬し合えるような仲間になるのが、AKB式コミュニケーションの目指すところです。

AKB48は1つのチームであるのと同時に、総選挙や握手会ではファンに選んでもらうためのライバルでもあります。切磋琢磨しながら共に成長し、チームのためにも貢献するようなチームをつくれたら最強だと思います。

そのような考えに至ったのは、コミュニケーション不足のチームは結束がもろくなると痛感したからです。

この一年間で、試行錯誤しながら僕なりに考えたAKB式コミュニケーション術は、「3つのS」がポイントです。

①率直

自分の考えていることを素直に相手にぶつけるのが、一番相手の心を削らない方法です。

人は、基本的に嫌われ者になるのを怖れています。相手が誰であっても、なるべく嫌われたくないと思うものです。

だから、遠回しに注意したり、「○○さんがあなたのことをこう言ってたよ」と第三者の名前を出したり、相手を褒めちぎってから悪い点を指摘するなどの方法を取ります。

僕は、これらの方法は悪手だと思います。

自分は相手の行動に対してどう思っているのかを率直に伝えるのが、一番ストレートに相手に響く伝え方です。

そのためには、相手にとって耳が痛い指摘をしなくてはならないので、気が重くなりますが、嫌われる覚悟で言うしかないときもあります。それがリーダーの使命なのです。

もちろん、率直であっても、相手の心を削らないような言い方をする必要はあります。

②スマイル

「ＣＳ（Customer Satisfaction）＋ＥＳ（Employee Satisfaction）＝SMILE
ごうだ歯科にかかわる全ての人が笑顔になれるように一人一人が努力します」

ごうだ歯科が開業した当初から、経営理念はこう定めていました。

ＣＳとは顧客満足度、ＥＳとは従業員満足度です。

患者さんとスタッフが満足して、初めて幸せになれるという意味を込めています。

笑顔でいることは、「あなたのことを受け入れていますよ」という気持ちを表しているので、それだけでコミュニケーションになります。

ただ、いつも笑顔でいることは簡単なようで難しいものです。

それでも笑顔は周りを幸せにしますし、自分自身の免疫力も上がるので健康にいいと言われています。楽しくなくても笑えば免疫力が上がるという説もあるぐらいです。

だから、なるべくなら「あの人の目は笑ってない」と言われないように、心からのスマイルであって欲しいと思います。

③スピード

トラブルが起きたら、すぐに相手と話し合うのが、一番確実な問題解決のためのコミュニケーションです。

僕はこれをおろそかにしてしまった結果、かなり問題をこじらせてしまいました。

自分自身への戒めも込めて、イヤなことほど早く対処したほうがいいのだと、声を大にして伝えたいです。


この3つのSは特別なことではなく、コミュニケーションの基本です。

それでも、実際にできている人はそれほど多くはないのではないでしょうか。

リーダーが3つのSを心がけていると、お互いに尊重し合えるチームになっていくと思います。それがファンをつくるためのコミュニケーションです。

約3年間続いたコロナ禍は、ごうだ歯科にさまざまな変化をもたらしました。

まず、イベントを開けない。

ごうだ歯科は、毎年のように地域の人に向けて「ごうだこども祭り」を開催していました。その日は医師もスタッフも一丸となって、ダンスを披露したり、クイズ大会をしたり、屋台でおもてなしをするなど、地域の住民とのコミュニケーションを取っていました。それができなくなってしまった。

院内でも、社員旅行や忘年会などもすべて開けなくなりました。

さらに、クリニック内では感染を防ぐために密になるのを避け、ランチを食べるときも一人で、会話はなるべくしないように指導していたため、スタッフ同士のコミュニケーションが取れなくなっていました。

それでも、同じクリニックで働いているのだから、みんなが目指す方向は同じだろうと思っていたのですが、いつの間にか足並みはバラバラになっていたのです。

毎朝朝礼を開いてクリニックで守るべきルールを暗唱したり、1分間スピーチをしたり、コミュニケーションを取れる場はあるので、何も問題ないと思っていました。

しかし、それだけではコミュニケーションは全然足りなかったのです。

ファンは必ずしも自然発生的に生まれるものではなく、つくっていくものでもありません。

社外のファン、つまり顧客や患者、取引先などでファンを獲得するのも簡単ではありませんが、身内や社内に比べれば方法があります。相手が満足するスキルやサービスを提供して、何度も足を運びたくなる仕掛けをつくり、情報発信を続ければ、徐々にファンを獲得できます。

難しいのは、身近な相手。

コミュニケーションの専門家であるカウンセラーや精神科医でさえ、自分の家庭では手を焼いていることも多いようです。

距離が近い分、お互いのいいところも悪いところも見えてしまうので、ファンをつくるのはなかなか難しいと思います。

そこを乗り越えるためにコミュニケーションが大事なのです。

まずは、スタッフの本音を聞く

ごうだ歯科は毎年ES調査（従業員満足度調査）を行っています。

ただ、2023年はアンケートを行うことについて、迷いがありました。4医院のうち、半分から不満が噴出することは分かりきっていたからです。

「みんなの不満や不安を受け止められるのだろうか？」と思うと、「あえてこの時期にやる必要はないか」とくじけそうになりましたが、今だからこそやるべきだと自分に言い聞かせて、実施しました。

無記名のアンケートなので、みんなためらうことなく本音を書いています。

ここで一部をご紹介します。

「私情を挟み、気分で仕事をされる。挨拶しても返事がない。ものを頼む時や、インカムでお願いされる際に言い方がキツい」

「人のミスを頭ごなしに怒る、また、みんなの前で名指しする、理由も聞かず責められる」

「人間関係が非常に悪い。悩みを相談しても何も解決してくれない」

「理事長の不在が多いため、治療の相談や、クレーム等問題が起きたときの対応に不安がある」

「仕事に集中したいので、監視したり、自分や好んでいる人に甘く、私情を挟んで注意してくることを止めていただきたい。仲良しこよしのお友達ではなく、企業として中間管理職を選んでいただきたい。AKB式なら総選挙で決めても良いと思う」

「理事長の話しが二転三転しスタッフたちが振り回される。今のAKB式の組織がみんなの士気を下げている。役職名もふざけている」

「よくわからないルールが多すぎて、スタッフ同士の粗探しやチクリ合いで仲が悪くなっている。個性を尊重し合えるようルールを簡素化するべきだと思う」

「疲弊してきているスタッフにコスト削減だのと言う割には、理事長はイベントを開いてグッズを作ったり経費を使う」

もちろん、「困っていると必ず誰かが助けてくれる」「小さなことでもチーフに相談でき、安心して働ける。患者さんが満足そうに笑顔でありがとうと言ってくれると嬉しい」「ある程度任せてもらえて自分達ですすめさせてもらえる環境なので、目標に向かいやすい」のように、働きやすさや働きがいについて好意的な意見も多くありました。

一方で、僕やAKB式マネジメントへの批判もあり、ある程度は予想していたものの、「ここまで不満があったのか」とさすがに落ち込みました。僕の思いは自分が思っているほど全く伝わっていなかったのです。ここでもコミュニケーションのずれを感じました。

やはり、組織が上下左右に目詰まりを起こしています。

それでも、やってみてよかったと思っています。

リーダー達が1on1ミーティングで現場のスタッフと話をする場はありますが、面と向かってでは言いづらいこともあるでしょうし、同僚のスタッフにどこまで相談すればいいのかも迷うでしょう。

ＥＳのような調査は組織がうまくいっているときも、うまくいってないときも、定期的に行うのをお勧めします。自分では経営が絶好調だと思っているときでも、スタッフの本音は違うかもしれません。

ただし、どんな回答であっても、誰が回答したのかを捜さないように。

それをすれば、次からは誰も本音で答えてくれなくなります。スタッフからのＳＯＳだと思って受け止めるべきでしょう。

ルールは守られるまで伝え続ける

『半沢直樹』は僕が大好きなドラマです。

半沢直樹役の堺雅人さんが、部下の森山（演じたのは賀来賢人さん）に語った自分の信念があります。

一、正しいことを正しいと言えること

一、組織の常識と世間の常識が一致していること
一、ひたむきで誠実に働いた者がきちんと評価されること

「これらの当たり前のことができていないから、誰かが闘う必要があるんだ」と言うと、森山はそうなってしまう原因について尋ねます。

するると、半沢直樹はこう答えます。

「自分のためだけに仕事をしているからだ。仕事は客のためにするものだ。ひいては世の中のためにするもの。その大原則を忘れたとき、人は自分のためだけに仕事をするようになる。自分のためにした仕事は内向きで、卑屈で、醜くゆがんでくる」

このセリフを聞いたとき、「まさにその通り」とテレビの前で何度もうなずきました。

この動画は、スタッフたちが集まる場でよく見せています。

組織の常識と世間の常識が一致していること。

自分のためだけに仕事をしないこと。

それをいつも心にとどめて実践するために、ごうだ歯科ではルールをつくっています。

前著で、ごうだ歯科ではルールを数百個決めていると紹介しました。

当然ですが、ルールはつくるだけでは浸透しません。毎朝朝礼でその一部を読み上げて、みんなで共有するようにしています。

そこまでルールにこだわるのは、ルールを通して価値観を共有するためです。

スタッフたちは年齢も違えば育ってきた環境も違いますし、習慣も思考も違うので、ごうだ歯科なりの価値観に揃えていく必要があります。

採用の段階で、ごうだ歯科にマッチしそうな人材とそうでない人材を見極めるようにはしていますが、実際に働いてみないと分からないので、やはりルールをつくって意識を揃えることは大事です。

「ルールを守らない人とは一緒にやっていけません」とまで伝えています。

ごうだ歯科では、おおまかに次のようなポリシーでルールをつくっています。

・患者さんには真摯に向かい合う
・仲間を信じる
・謙虚な心を持つ

・博愛の精神を持つ
・勉強を怠らない
・自分を成長させる
・清潔感を保つ
・社会貢献をする
・法律を守る

たとえば、ルールで「すべての人の悪口を言わない」「人の評価をしない」と決めています。

まるで学校のクラスの決まりごとのようですが、こういうことこそ、決めておかないと人は自然と悪口を言うものです。

患者さんの悪口を言うのはもってのほかですが、スタッフの悪口であっても、患者さんに聞かれたらクリニックのイメージダウンになります。

たとえば、受付で「山田さん、いつも仕事が遅いよね」とスタッフ同士で話しているのを患者さんが聞いたら、「ここのクリニック、陰口を言うんだ」とマイナスなイメージを持つでしょう。クリニックに対する信頼は、そういう小さなところから崩れていくこともあります。

だから、誰の悪口も言ってはダメだと例外をつくらずに決めています。

以前は、それが功を奏して、クリニックの雰囲気はよくなっていました。

ところが、この一年ぐらいで悪口を言っているのを、たびたび耳にするようになりました。

本人たちは悪口のつもりはないのかもしれませんが、「○○さん、さっきこんなことをしてた」と、その場にいない人を話題にしているのを聞き、「それは悪口になるから、ここで言うのはやめて」と注意すると、その場ではおさまります。

ところが、しばらくすると、別の人たちが誰かの悪口を言う。そのような調子で、あちこちで悪口を言うグループができていき、小さいタコつぼがたくさんできているように感じました。

朝礼で、何度も「悪口を言うのはルール違反です」と釘を刺しても、そのときは神妙な面持ちでうなずいていても、しばらくすると元に戻るの繰り返しでした。

うまくいっていた時期は、みんな表面的に従っていただけで、心の底から理解も納得もしていなかったのかもしれません。だから、あっけなく崩れてしまったのでしょう。

一つハッキリしているのは、「ルールをなくすつもりはない」という点です。

もしかしたら、「ルールに従うなんて面倒」「こんなにたくさんあるなんて、窮屈」と思われているのかもしれません。それでも、社会人として当たり前のルールや、患者さんの命を預かる医療の現場では絶対に守らなくてはいけないルールもあり、どれもおろそかにはできないルールです。

アンケートで「訳の分からないルールがある」という意見がありましたが、ルールの項目自体は随時リニューアルして改善し続けています。不具合のあるルールは変えればいいだけです。

しかし、ルールをつくって毎朝みんなで確認する作業をなくすつもりはありません。

なぜなら、それ自体がコミュニケーションだからです。

15年以上クリニックをやって来て、自分の理念や考えをみんなに知ってもらうには言語化するしかないことは身に染みています。

「上司の背中を見せたら人は育つ」なんていうのは幻想です。

ビジネス書でよく引用される山本五十六の言葉があります。

「やってみせ　言って聞かせて　させてみせ　ほめてやらねば　人は動かじ」

有名な言葉ですが、自分がやってみせて、説明をしてやらせてみて、褒めないと人は動かないということです。

実は、この言葉には続きがあります。

「話し合い、耳を傾け、承認し、任せてやらねば、人は育たず。やっている、姿を感謝で見守り、信頼せねば、人は実らず」

僕自身、身に染みる言葉です。

人を育てて、人を実らせるためには、やはりコミュニケーションが大事です。

ルールを守ってもらうためには、何十回でも何百回でも、そのルールがなぜ必要なのかを伝え続けるしかないでしょう。

そこで、新人スタッフには○×で答えるルールテストを受けてもらって75点以上とれるまで再テストをすることにしました。×だったルールは、戦略推進部（後述します）やチーフたちが「このルールはこういう意味があってつくっている」と教えてくれているだろうと思っていました。ところが、何も伝えないまま再テストをしていたので、「ただルールを暗記すればいい」という雰囲気になっていたのです。

新人スタッフはルールテストがあることにも、再テストがあることにも完全に引いていました。

「これだとルールを覚えることが目的になってしまう」と感じ、テストはやめました。

これはやはり、ルールの意味が大事なのだとスタッフに伝えきれていなかった、コミュニケーション不足が原因です。

仕事は自分のためだけではなく、患者さんのためにするもの。さらに言うと、世の中のためにするもの。

患者さんに気持ちよく治療を受けていただくために、自分たちは細心の注意を払って行動しなければならない。そのためにルールが必要なのだという目的と手段を履き違えないためにも、大事なことはずっと伝え続けていくしかないのだと思います。

助け合わないチームに未来はない

ごうだ歯科では、数年前から新しい試みとして、OC（お口のコンシェルジュ）を採用しています。

OCは患者さんと治療する側の双方にとって満足のいく治療を進めるための調整をする人を指します。ごうだ歯科では、治療に入る前に患者さんから症状や気になっているところなどをヒアリングしてもらっています。

患者さんも、僕に話すより女性にヒアリングしてもらったほうが話しやすいこともあり、OCの存在をありがたく思っていました。

ところが、ある日突然、OCの二人が「辞めます」と言い出したのです。

ヒアリングのスキルが上がり、患者さんに治療を勧めて採用してもらえることが増え、営業成績がどんどん上がっていきました。

すると、「年収1000万円稼ぎたい」と他の業種に転職してしまったのです。今はどこも人手不足で、ごうだ歯科よりいい条件で募集している企業はたくさんあります。

せっかく人材育成をしても組織に留まらないのは、経営側にとっては大きな痛手です。

しかし、当人たちが上を目指して次のステージに進むために卒業していくのは、素晴らしいことです。

ごうだ歯科が魅力的であれば、いずれ成長して戻って来てくれるかもしれません。ごうだ歯科は卒業生の復帰も大歓迎しています。

そう思ってはいても、メンバーが抜けるとチームはできないので悩ましいところです。

また、ささいなことで意見がぶつかるのは、どの組織でも、どんなチームでも日常茶飯事です。

それはチームで必要なコミュニケーションです。そこでお互いの意見をしっかりと伝えないと、後になってから「本当はあの時思ってたんだけど、このやり方ではダメだと思う」などと言い出したら、問題は複雑になるばかりです。

だから、問題が大きくなる前に意見をぶつけ合うべきだと思うのですが、たいてい問題はこじれてから発覚するものです。

ごうだ歯科は、いつの間にか助け合わないチームになっていました。

たとえば、マウスピースの矯正担当のスタッフの仕事がなかなか終わらず、歯のクリーニングなどを担当できないと、「自分の仕事ばかりしている」と他のスタッフから言われるようになりました。

「○○さんは忙しそうだから、僕が代わりにこっちの仕事をしよう」と助け合う気持ちがなくなってしまったのです。

「これは自分の仕事ではないからやらない」と一人一人が思うようになったら、とたんにクリニックの仕事は回らなくなります。治療の前には治療器具を揃えなくてはなりませんし、治療が終わったら片付けて次の患者さんのための用意もしなくてはなりません。

誰が担当するかは決めていても、患者さんが多いと対応しきれなくなります。だから気づいた人にフォローしてほしいと伝えてきて、それが機能していた時期もあったのですが、いつの間にか協力しないようになっていました。

これは、お互いに何をしているのかを知らないから起きているのだと考えられます。

組織が大きくなり、分離化が進むほど、この傾向は増えます。

これら2つのことに共通しているのは、スタッフが組織のファンになっていないという点です。組織に対してそこまで惚れ込んでいないから、お金に惹かれて転職したり、まわりを助けようという気持ちになれないのだと思います。

どんな理由であっても、助け合わないチームに未来はありません。いずれ崩壊するでしょう。

シンガポール国立大学のマカリスター教授によると、信頼には「認知的信頼」と「感情的信頼」の二つがあるそうです。

認知的信頼とは、「この人は仕事を遂行する能力がある」という評価から生まれる信頼のこと。一方、感情的信頼とは「この人は自分のことを裏切らず、弱みを見せても大丈夫」という感情面から生まれる信頼を指します。(『日本の人事部』「チームが心でつながる「感情的信頼」がカギ」２０２０年11月24日付　村瀬俊朗　参照)

今のごうだ歯科は、認知的信頼はあっても、感情的信頼が弱いのかもしれません。

これらを改善していい雰囲気や空気をつくることこそ、経営者の仕事です。

そのために、次のようなコミュニケーションをとることを決めました。

・定期的なミーティング
・定期的な報告書の作成と共有
・対話とフィードバック

・問題や提案に対する意見の尊重

これを2023年の合同研修会（2章で詳細をご紹介します）で発表しました。

特に、フィードバックについては、スタッフ同士や上司と部下の間で適切なフィードバックが行き来し、成長を促進できるような環境を整備する予定です。

さらに、スタッフの個々のキャリアの相談をできる機会をつくり、患者さんへの接遇レベルも上げていくことで、仲間同士で尊重できる環境を整える取り組みも始めます。

これらは大きな改革とは言えないかもしれませんが、こまめなコミュニケーションをとることでしか組織の屋台骨は強化できませんし、チームビルディングもできないのだと思います。

「目が届かないところ」で起きた断絶

ごうだ歯科グループは、2022年と2023年に新しい分院をオープンしました。

立て続けにクリニックを増やすことに、多少不安はありましたが、患者さんは増えていますし、スタッフが育って来たので任せても大丈夫だと判断しました。

分院の院長は、僕の元で数年指導をした歯科医に任せることにしています。

治療の技術はもちろんのこと、僕のそばで治療をしていれば、僕の理念や考え方がダイレクトに伝わります。独り立ちをしても大丈夫だと判断したら、分院の院長を任せます。

ところが、あるクリニックで問題が起きました。

院長はやる気に満ちていましたし、衛生士や歯科助手などのスタッフは新たに雇って、総監督たちに指導を任せて、準備万端でオープンしました。

しかし、半年も経たないうちに内部はガタガタになっていきました。

最大の原因は、院長が厳しい性格だったためです。

完璧を求めるあまり、患者さんの前でもスタッフに厳しく注意をしたり、患者さんにもきつい言い方をすることがあり、クレームが何回か入りました。3つのSのスマイルを理念に掲げるごうだ歯科の目指しているところとはズレが生じていたのです。

心を削られたスタッフたちは総監督に相談し、すぐに僕のところにも報告が来ました。

僕が本人に直接話しをしても、本人は「必要だから注意しているだけです」という感じで、自分の言動を変える気はないようでした。

どんなに、「今、あなたがやっていることは、ごうだ歯科のポリシーとは全然違うよ」と諭しても響かずに、結局分かり合えないまま、院長はクリニックを去ることになりました。

今は新しい院長に替わり、とても頑張ってくれてようやくクリニックは落ち着きました。

しかし、僕はこれで問題を解決できたとは思っていません。

本当なら、院長もスタッフもお互いに歩み寄って、自分たちなりのクリニックをつくり上げていくのがベストな選択肢でした。

もしかしたら、僕がもっと早くに動いていれば、火種が大きくなる前に鎮火できたのかもしれません。3つのSのスピードの重要性を実感したのは、このような体験からです。

多くの組織では、社内や院内で起きているすべてのことには、リーダーは目が届かないでしょう。

それでも、トラブルの気配を感じたら、すぐに対処する対応力を忘れてはいけないのだと思います。

「腹を割って話す」ことでしか解決できない

さまざまなトラブルに直面して、僕が得た結論は「腹を割って話すしかない」というシンプルな結論でした。

同時に、腹を割って話しても、必ずしも通じ合えるわけではないということも痛感しました。

分院の院長と腹を割って話しても、結局、分かり合えないまま終わりました。それでも、自分の考えを正直に、率直に伝えてよかったと思います。そのうえで分かってもらえないのなら、「そういうケースもあるんだな」と納得できます。

また、人は三人集まると派閥ができると言いますが、院内でも常に派閥のようなグループができます。

そして、そのグループは常に敵を求めて全体の足並みを乱します。

以前、そのグループのリーダー格のスタッフに対して、「みんながあなたの顔色を窺っている状況になってるよ」と率直に伝えると、自分がそう思われていたとは知らなかったらしく、ショックを受けていました。自分に対する周りの評価は、意外と気づかないものなのだと、僕も初めて知りました。

誰でも、周りの人には嫌われたくないものです。彼女の行動はガラッと変わり、ぶつかっていた相手に自分から歩み寄っていきました。相手も驚いていましたが、やがてわだかまりが消えて、周りの人も彼女の変化を受け入れるようになったのです。

元々、彼女は能力的には優秀だったので、本来のいい部分が引き出されて、周りの人の信頼を集めるようになっていきました。

僕自身、一度腹を割って話しただけで、ここまでの変化が起きるとは思ってもみませんでした。

自分を変えるスイッチを、周りの人が押すことはできません。しかし、本人にとって耳の痛い話を率直にすることでショックを受け、自らスイッチを押すきっかけになったのかもしれません。

この体験から、腹を割って話すことはそれほど苦にはならなくなりました。自分が納得できる関わり方をすれば自分の心を削らないのだと分かり、「もっと早く話し合えばよかった」とも感じました。やはり3つのSの率直、つまり腹を割って話すのが、一番効き目があるのだと思います。

腹を割って話すと、「相互理解」ができるのが何よりの効果です。

相手は自分がどう思われているのかを知り、こちらも相手がどういう考えでそういう態度を取っているのかを知る。そうやって互いに理解をして初めて、歩み寄れるのです。

ただし、腹を割って話すときは、やはり相手の心を削らないようにしないといけません。

相手を責めるような口調になったら、相手は意固地になって、行動を改めようとしないでしょう。

ましてや、自分の不満や不平をぶつけたりしたら、余計に心を削るだけです。

事実を淡々と伝える。それで十分です。

涙ながらに相手を「どうしてわかってくれないんだ！」と説得しなくても、自分が感じていることを正直に伝えると、相手にはしっかりと響きます。

今、どれぐらいの人が腹を割って話せる相手がいるのでしょうか。学生のときの友達にはいたかもしれませんが、社会に出てからは、なかなか職場の人とはそういう関係を築けないものです。

だからこそ、腹を割って話せる相手を増やしていくことが重要なのだと思います。

そのためには、リーダー自らが腹を割って話すようにならなくてはなりません。いつでも率直に正直に話していたら、感情的信頼が芽生えて、チームの結びつきが強くなるでしょう。


半沢直樹のセリフのように、高い理想があれば悪い争いごとは起きないのかもしれません。

自分のためだけに仕事をしていると、内向きでゆがんできます。そういう人ばかりが集まると、争いごとは絶えなくなります。

それが家族のため、友人のため、と理想が徐々に高くなるにつれ、思考や行動に変化が起きます。

一人一人が心から「患者さんのため」と思えるようになったとき、院内での争いごとはそれほど起こらなくなるでしょう。患者さんのためにみな議論するようになるので、意見が違ったとしても、最終的には「患者さんにとって一番いい方法にしよう」と話が落ち着くはずです。

さらに地域のため、社会のため、日本のため、世界のためと理想が高くなればなるほど、争いごととは無縁になり、同じ目標に向かって走っていく仲間になります。

壮大な目標かもしれませんが、ごうだ歯科が目指すのは、そんな最強で最高のチームです。

第2章

AKB式
コミュニケーションは
「双方向」がキーワード

リーダーとスタッフの双方向のコミュニケーションを築く

前著『ＡＫＢ式マネジメント』でご紹介したノウハウの数々は、小さな組織でも適用できるマネジメントの方法です。

ここで改めてご紹介しますと、僕が組織全体をまとめるプロデューサー的な役割になるのですが、その下に歯科医師や事務局、保育園や技工所が並列で、すべてのクリニックのスタッフを管理・監督する「総監督」を設けました。

通常、クリニックは歯科医師のもとに歯科衛生士や歯科助手が就くことになりますが、ごうだクリニックでは歯科医がマネジメントするのではなく、総監督がマネジメントすることになります。

さらに、クリニックごとにチーフをつくり、基本的には総監督とチーフがクリニックで起きていることに目を配り、スタッフとコミュニケーションを取ります。

そして、クリニックごとに診療の種類ごとにチームをつくり、そのチームにもリーダーをつくり、チームリーダーと総監督とチーフでやりとりします。

これで、指揮系統が一本化しました。

僕が総監督に指示をしたら、総監督はチーフに伝え、チーフが各チームリーダーに伝えるという流れになります。逆に、スタッフが相談したいことがあったら、チームリーダーに伝えて、チームリーダーがチーフに伝え、総監督に相談します。

総監督とチーフにさまざまな権限を与えているので、本人たちで解決できることは僕に相談せずに判断していいということにしています。

AKB式マネジメントを実践して3年目になりますが、今のところ総監督は初代のままです。

それもごうだ歯科の課題で、次世代リーダーを育てていかないと、AKB式マネジメントはいつか機能しなくなると思います。

AKB式マネジメントにする前は、僕が指示をしていないことが現場で勝手に進められていたり、僕の発言が捻じ曲げられて伝わったりして、組織内が混乱していました。今は、100%とは言えませんが、かなり改善されました。

ただ、ＡＫＢ式マネジメントが機能するようになってから、それに頼りすぎてしまった感があります。

総監督たちに現場の監督を任せて僕と現場のスタッフが直接やりとりすることは減ったので、コミュニケーション面での課題が噴出したのだと思います。

そこでＡＫＢ式コミュニケーションでマネジメントを補強することにしました。

１章でもお話ししたように、ＡＫＢ式コミュニケーションはファンをつくるためのコミュニケーションです。

そのためには双方向のコミュニケーションが不可欠になります。

そもそもコミュニケーションは一方通行では成り立ちません。お互いに理解し合って初めてコミュニケーションは成り立ちます。

ただ、分院が増えるにつれ、１つのクリニックにとどまっていられる時間は必然的に少なくなるので、僕とスタッフとのコミュニケーションの量はどうしても減っていきます。

これはどんな業種の企業でも同じでしょう。企業の規模が大きくなるにつれ、経営者と現場のスタッフとのコミュニケーションはどうしても減っていきます。

それでも、組織に愛着を持ってもらい、長く働いてもらうためにはどうすればいいのか。

これは多くの経営者が悩んでおられるのではないでしょうか。

僕もクリニックにいる間は、なるべくスタッフと雑談したり、スタッフの様子がおかしいと気づいたときは、「何かあった？」のように声をかけるようにはしています。

指揮系統を一本化したとはいえ、普段のコミュニケーションまでなくしたら、それこそ職場はギスギスしてみんなが心を削られていくことになります。

かといって、僕がスタッフすべての相談を受けていたら、依存心が強くなり、「理事長がいないと何もできない」という状況になるでしょう。

遠すぎず近すぎない適度な距離感が、双方向のコミュニケーションでは不可欠になるのだと思います。

ごうだ歯科流の「心理的安全性」のつくり方

日本最大級の人事ポータルＨＲ総研が２０２０年に行ったアンケートによると、「社員間のコミュニケーション不足が業務の障害になるか」という問いに対して、「大いにそう思う」が72%、「ややそう思う」と答えた企業は23%でした。

合計すると95%の企業が、「社員間のコミュニケーション不足が業務の障害になる」と考えているということです。

僕もその通りだと思います。

多くの企業がリモートワークから職場への通勤に戻したのも、やはりリアルな場でのコミュニケーションに勝るものはないと気づいたからでしょう。

たとえば、リモートワークを推進しているアメリカでさえ、その動きが出ています。

ZOOM社がフルリモート勤務をやめて、週に2日は出社して仕事をするように通達を出したそうです。コロナ禍の最中に誰もが使っていたZOOMをつくっている企業が、リモートワークの限界を認めているようなものなので、とても興味深い話です。

ほかにも、イーロン・マスクがテスラ社の社員に「出社しない場合は、退職したとみなす」とメールを送って話題になりました。自宅で仕事をするのは生産性が低くなり、「道徳的にも間違っている」とまで言っています。

やはり、現在のリモートワークではさまざまな不具合が起きるのでしょう。

ZOOMなどのオンラインツールでもコミュニケーションをとることはできます。しかし、使ったことのある方なら分かると思いますが、表面的な話はできても、深い話をするのは難しい雰囲気があります。

相手の声がちゃんと聞こえなかったり、相手の話にかぶらないように話すタイミングを伺わないといけなかったり、リアルな場や電話でやりとりするときとは違う神経を使う感じです。

人は、コミュニケーションをとるときは想像以上に「空気感」を大事にしているのだと分かります。相手の表情や声のトーン、身振り手振りなどから、さまざまな情報を読み取り、「相手を理解しよう」という意識が働くのだと思います。

リモートが浸透してきた今こそ、リアルな場での双方向のコミュニケーションが必要ではないでしょうか。

そのためにも、「心理的安全性（Psychological Safety）」が重要です。

心理的安全性とは、組織の中で自分の考えや気持ちを誰に対しても安心して発言できる状態のことです。組織行動学を研究するエイミー・エドモンドソンが１９９９年に提唱した心理学用語です。

たとえば仕事に疑問を持ち、「この仕事の仕方、効率悪くないですか?」と意見を述べたときに、拒絶されたり罰せられたりせず、自分の弱い部分もさらけ出せるような場に心理的安全性はあると言われています。

米グーグル社は2012年から約4年かけて、生産性の高いチームの条件を調査するために「プロジェクト・アリストテレス」というプロジェクトを立ち上げました。

その結果、「心理的安全性がチームの生産性を高める重要な要素である」と結論付けました。そこから「心理的安全性」が注目されるようになりました。

つまり、心を削らない場が大事だということです。


ごうだ歯科は意識的に心理的安全性を高めようとしたわけではありませんが、自然とそうなっていると思います。

AKB式マネジメントは、組織をフラットにする効果があります。

一般的に、歯科医院では歯科医が一番立場が上で、次に国家資格を持っている衛生士、何も資格を持っていない歯科助手は一番下の立場という構造ができあがっています。

僕は、歯科医院は患者さんを治療するためのチームだと考えているので、立場で上下をつくりたくないと考えています。

だから、AKB式マネジメントでは、歯科医も衛生士も歯科助手も同じ立場にしていいます。組織図では、僕が一番上の立場になっていますが、総合プロデューサーとしてみんなを指揮してサポートしている役割に過ぎません。

初代であり現総監督でもあるTさんは歯科助手です。

そして、総監督をサポートする役割の戦略推進部（後述します）の部長は衛生士。この組み合わせは、歯科業界的には少ないと思います。

前著でも書きましたが、Tさんは総監督になる前から分院のチーフに抜擢したのですが、「歯科助手のクセに」と衛生士のスタッフから猛反発を受けました。しかも、当時はまだ23歳と若手で経験も浅かったので、歯科助手の先輩たちからも、よく思われなかったようです。

本人は数えきれないほど悔しい思いをして、何度もスタッフたちとぶつかりながら、リーダーとして成長していったのです。

分院ではリーダーとして認められていましたが、総監督はすべてのクリニックのリーダーでもあります。他のクリニックでも、最初は警戒されていたようですが、持ち前のコミュニケーション力の高さと仕事の能力の高さ、仕事にかける情熱とで、次第に認められていきました。

総監督になったのは28歳で、自分より年齢も経歴も上のスタッフも大勢いましたが、臆せず伝えるべきことは伝える性格なので、次第にまわりも受け入れていきました。

Tさんには分院の院長の心理面でのケアもお願いすることがあります。

多くの歯科医はスタッフの育成やコミュニケーションを苦手とするので、それは僕や総監督たちで引き受けています。院長のなかには、多忙を極めると精神的に追い詰められてしまうタイプもいるのですが、Tさんに励ましてもらって、気持ちが落ち着くこともあります。

そのように、ごうだ歯科は地位に関係なくフラットな関係をつくることにより、心理的安全性をある程度実現できていると思います。

「安心安全」はみんなの願い

当時はTさんが一番総監督にふさわしいから選んだのですが、結果的に、ごうだ歯科はみんなが同じ立場で、誰にでも等しくチャンスはあるという状況をつくれたのだと思います。

もし、歯科医や衛生士を総監督にしていたら、上下関係が強くなってしまったかもしれません。それだと、歯科助手は肩身が狭くなり、言いたいことも言えない環境になった可能性もあります。

もちろん、今後は歯科医や衛生士が総監督になることもあるでしょうが、心理的安全性が確立した後なら、大丈夫だと思います。

ところで、社内や院内でイベントを行うと、必ず「もっとこうすればよかったのに」と後から苦言を呈する人が一定数いるものです。そのイベントで重要な役割を担っていたスタッフは、否定的な意見を面白く思わないでしょうが、後からあれこれ言うスタッフがいるのも、ある意味、心理的安全性ができているからかもしれません。

心理的安全性は、医療の場では「絶対」と言ってもいいくらいに重要な要素です。

理由は、心理的安全性がないと医療ミスが起きやすくなるからです。

たとえば、スタッフが上司にビクビクしていたら治療に集中できず、何が起きるか分かりません。上司も、始終苛立っていたらミスを起こす恐れがあります。

それを考えると、厳しい言い方をするスタッフに「あー、もう少し言い方に気をつければいいのに」と僕も感じたりするのですが、何も言えない環境よりは、はるかにマトモです。

言い方は厳しくても的を得たアドバイスもあり、それにより改善されることも多々あるので、誰でもどんな意見でも言いやすい環境はやはり守っていくべきだと思っています。

組織の規模でコミュニケーションを変えていく

ＡＫＢ48が誕生したばかりのころ、秋葉原に専用の劇場をつくったものの、お客さんが7人しかいない日もあったそうです。

それでも生みの親である秋元康さんは毎日劇場に足を運んで、細かく指示をしていたと言います。メンバーともかなり密にコミュニケーションを取っていたようです。

今は姉妹の48グループも、48のライバルという位置づけの坂道《さかみち》グループ（坂道グループとは、秋元康氏がプロデュースする乃木坂46、櫻坂46、日向坂46、吉本坂46ら一連のアイドルグループの総称）も大人気で、メンバー一人一人と密にコミュニケーションを取れなくなっているでしょう。

企業も同じように、規模に合わせてコミュニケーションは変えていくものなのだと、今痛感しています。

多くの経営本では、「現場とのコミュニケーションが大事」と書いてあります。

たとえば、京セラでは連日社内でコンパが開かれていて、故稲盛和夫氏は積極的に参加して社員とお酒を飲みながら語り合っていたというエピソードを聞いたら、「自分もそうしないといけないのかな」と感じてしまいます。

前著でもご紹介しましたが、僕もクリニックの規模が小さい頃は、一人一人のスタッフときめ細やかなコミュニケーションを取るように心がけていました。

ただ、スタッフが100人近くになると限界が来て、誰もが稲盛和夫氏のようになれるわけではないと悟りました（笑）。

とはいえ、稲盛氏も日常的には一人一人とコミュニケーションを取っていたのではなく、現場のリーダーがその役割を担っていたでしょう。要所要所で現場の社員と交流を図るから、ありがたさが倍増したのかもしれません。

歯科医院はスタッフから、「先生、○○さんからこんなことを言われたんです！ひどいですよね？」と感情的に訴えられることがよくあります。

そこで、そのスタッフにうっかり共感すると、いざこざを起こしている相手から「先生が△△さんの肩を持った！」と非難され、問題が複雑になっていきます。

そういう争いごとに巻き込まれていたら経営に集中できないので、ＡＫＢ式マネジメントで、あえて現場とは距離を置くようにしました。今は、スタッフ同士のトラブルは総監督やチーフたちで解決しています。

「識学」では、経営者と現場の社員が直接コミュニケーションを取るのはよくないことになっています。経営者が飲み会で社員の声を聞くのは「絶対にしてはいけない」NG行為です。

なぜなら、経営者が社員と直接やりとりすると、社員は直属の上司の話を聞かなくなってしまうからです。さらに、経営者が上司に向かって、「部下はこういう不満を持っているみたいだから、気を付けるように」と注意したら、上司のメンツは丸つぶれでしょう。

これは組織の風通りをよくするどころか、組織を自ら壊しているようなものです。

ごうだ歯科でも、僕と直接話をして、直属のリーダーの指示を聞かないスタッフもいました。だから、僕に直接意見を言うのではなく、直属のリーダーにまず相談するように道筋を整えたのです。

ときには、総監督やチーフたちがどんなに注意しても、態度を改めないスタッフもいます。

そういう場合だけ僕が直接話をするようにしてから、メリハリが生まれました。

いつでも相談に乗ってくれる「優しい理事長」より、要所要所で褒めたり諭したりする理事長のほうが、適度な緊張感をもってお互いに接することができるのだと実感しています。

したがって、規模が小さなときは、経営者のカリスマ性でしっかりコミュニケーションを取り（僕はカリスマ性はありませんが）、規模が大きくなってきたら現場に任せて、大事な場面だけ自分が前面に出ていくのがいいと思います。

誤解しないでいただきたいのは、経営者は現場のスタッフとコミュニケーションを一切取らないという意味ではありません。そこまでしたら、現場の空気がギスギスしてしまいます。

僕もスタッフが何に興味があって、何を考えているのかを知るために、スタッフとの雑談は日常的にしています。

そのうえで、クリニックの方針に関することや、相談ごとは「総監督に聞いて」と明確に分けています。

それに対して不満のあるスタッフもいるのは事実ですが、前述したように、スタッフに寄り添いすぎると依存心が生まれるので、ちょうどいい距離感を保つ覚悟もリーダーには必要なのです。

楽しいイベントでコミュニケーションを深める

社内運動会は、昭和の時代はどこの企業でも普通に行われていましたが、バブル崩壊後、イベントにお金をかけられなくなったことと、若い世代がそういうイベントを敬遠する傾向が強くなったことから、廃れていきました。

それが今、再注目されています。

コロナ禍でリモートワークが増えて直接やりとりする機会が減ったことから、社内運動会でコミュニケーションをとる会社が増加しているそうです。

有名な「メラビアンの法則」では、コミュニケーションにおいて言語情報は7%、聴覚情報が38%、視覚情報が55%の割合で相手に影響を与えると言われています。

言葉での情報は10%にも満たないのです。

それなら、いわゆるノンバーバル・コミュニケーション（非言語コミュニケーション）をもっと重視してもいいと思います。

ノンバーバル・コミュニケーションの例として、身振り手振りや表情、声のトーン、服装などがあります。

これらのコミュニケーションをとる絶好の機会が、運動会です。みんなで一緒に体を動かし、大声で応援したり、おそろいのユニフォームを着たり、言葉だけではないコミュニケーションを図れます。

ごうだ歯科でも初めて開催することにしました。

ちなみに、ＡＫＢ48も過去に大運動会を開催しているので、やはりファンと一緒に盛り上がるのに適したイベントなのだと思います。

ただ、ごうだ歯科の第一回運動会は無観客で行ったので、もっぱら社内での交流が目的です。

その日はすべてのクリニックを休業にして、全員参加で行うことにしました。

スタッフみんなに伝えたところ、「面白そう！」というスタッフもいれば、「患者さんはどうするのですか？」と戸惑うスタッフも、あきらかに面倒そうな反応のスタッフもいました。それらの反応は、いつものことですが、そんなことでめげていられません。

運動会の準備は、社会人向けの運動会の運営を専門に行っている「運動会屋」という会社に任せて、種目や進行の仕方は担当者と相談しながら僕が決めました。

初めての開催なので、スタッフの手を借りずに僕だけで進めることにして、各チームで一人実行委員を決めてもらったのですが、実行委員には連絡事項をみんなに伝える係をしてもらいました。

情報を小出し小出しにして、運動会への関心を持たせるようにしてみたところ、運動会が近くなってくると、「学生時代は何の部活だった？」とスタッフ同士で会話する機会が増えて、自然とコミュニケーションが増えていきました。

昼休みにみんなで長縄の練習をしたり、全員でおそろいのTシャツやうちわなどをつくっているクリニックもあり、「うんうん、運動会効果が出ているな！」と嬉しく思っていました。

運動会は2023年の5月末日に行われました。

当日は雲一つない青空で……と言いたいところですが、体育館を借り切ったので、天気はまったく関係ありません。

種目は全部で7種目。玉入れ、借り物競争、リレーといった定番から、長縄やウルトラクイズなど、日ごろ運動をしていない人でも参加できるような種目も選びました。

どれだけ盛り上がるのか不安だったのですが、結果的には予想以上の大盛り上がりでした。

クリニックごとの対抗戦にして、本院だけスタッフ数が多いので2つのチームに分けて、全部で6つのチームで対決しました。

誰がどの種目に出るのかは、運動会をスタートする前に作戦会議の時間を20分ぐらい取り、その場で決めました。

始まる前は「運動会なんてかったるい」的な態度だったスタッフもいたので、真剣にやってもらえないのではないかと思っていたのですが、玉入れや長縄など、全員参加する種目では、みんな心から楽しんでいました。

長縄では、最初は僕が長縄を回す係を担当したのですが、みんなが飛びやすいように回すことができず、「理事長、それじゃダメ！」と見かねたスタッフが代わってくれました。

みんなで息を合わせてジャンプする。大人でも真剣になるものです。

玉入れは、それこそワーワーキャーキャー言いながら、みんな一心不乱に球を投げていました。僕のチームは玉を拾う人、玉をかごに入れる人と分業する戦略をチームリーダーが立ててくれて、それに従ってやったら好成績をおさめられました。

どうやら、こういう場では、僕はあまり役に立たないようです……。

ただ、やはり日ごろは運動をしていない大人たちの集まりなので、最後のリレーでは足がもつれて転倒する人が続出しました。

僕はアンカーだったのですが、さっそうと走っていたつもりがゴール近くで転んでしまい、何とかゴールに転がり込んだ状況です。日ごろジムに通って鍛えてはいるのですが、走るときは違う筋肉を使うので、瞬発力はまったくないのだと実感しました。

スタッフが駆け寄って来て僕をねぎらってくれて、まるでドラマのような場面でした。

出番がないときは、みんなで手作りのうちわやペンライトを振り回して、大声をあげて応援していました。勝ったら大喜びし、負けたら悔しがり、まさに団結力の塊でした。間違いなく、ごうだ歯科グループが一つになった瞬間でした。

運動会は大成功でした。

多くのスタッフが「来年もやりたい」と言っていましたし、「毎月でもやりたい」と言うスタッフもいたぐらいです。

運動会の最中は、普段あまり話さないスタッフとも会話したという話も聞き、結果は上々でした。クリニックで「ジム部」という部活を始めようかという意見も出ていたぐらいです。その後、４つの部活が生まれました。

運動会を境に、クリニックの雰囲気はガラリと変わり、みんなが和気あいあいとコミュニケーションをとる、明るいクリニックに生まれ変わりました。めでたし、めでたし。

……と感動的な話で締めくくれたらよかったのですが、運動会を終えて数か月経った今、「効果は長続きはしなかった」と感じています。

運動会の後、どこのクリニックも、しばらくは運動会の話で盛り上がっていたようですが、日々の仕事に追われる毎日に戻ると、課題もまた元に戻りました。仲間の悪口を言う風潮も復活し、どこかギスギスした雰囲気になっていったので、問題の根本的な改善には至らなかったのです。

みんなで1つの目標に向かって力を合わせるのは素晴らしい体験なので、これからも毎年運動会は実施する予定です。

ただ、運動会をチームビルディングにどう活かすのかを考えて戦略を練らないと、単なる息抜きをする場になってしまいます。

チームメンバーがお互いをより深く理解し、信頼関係を築けるように、次回はチームの分け方や種目を考えることになるでしょう。

やはり、千里の道は一歩から。一足飛びで解決できる問題はないのだと思います。

スタンドプレーよりチームプレー

サッカーで素晴らしいシュートが決まった瞬間、観客は総立ちになり、嵐のような歓声や拍手が沸き起こります。

シュートを決めた選手はガッツポーズでフィールドを駆け回り、仲間にもみくちゃにされます。

しかし、このシュートは一人の選手だけで決めたわけではありません。シュートをアシストした選手や敵の選手をブロックした選手はもちろん、監督やコーチ、トレーナーなど多くの人の協力によって勝ち得たシュートです。

選手一人一人の技術の向上のため、練習や競争による切磋琢磨は不可欠です。もし、足の引っ張り合いや妨害が起きたら、チームはいつか破綻します。

AKB式マネジメントは「一人一人のスタッフを輝かせる」組織になるのを目指してつくったシステムでもあります。

スタッフの能力や個性を最大限に引き出すために、能力をきちんと評価する体制を整えて、適したポストも用意する。年に1回の全スタッフを集めた合同研修会でプレゼンしてもらったり、クリニックの紹介動画に出演してもらったりするなど、輝ける場をつくってきました。

ところが、そうやってスポットを当てたスタッフのスタンドプレーが目立つようになってきたのです。

たとえば、自分自身は勉強熱心ではあるのですが、身につけた知識やスキルを他のスタッフに教えようとしません。チームのリーダーの立場なので、部下の育成も業務のなかに含まれているのですが、その役割を放棄しているようなものです。

さらに、人のことを評価してしまうのも問題でした。

ＡＫＢ式マネジメントでは誰が評価していいのかをハッキリ定めています。基本的には総監督と各クリニックのチーフだけ。その下にチームがあるという構造になっていますが、チームのリーダーはキャプテンのような位置づけになるので、チームをまとめてもチームメンバーの評価をしてはいけないことになっています。

それにも関わらず、「○○さんはここができていない」などと評価してしまうので、チームは混乱していました。

僕が見かねて注意しても、あまり効果はありません。

やはりチームである以上、スタンドプレーばかりではやっていけません。スタンドプレーをし続ける人が一人でもいれば、そのチームは崩壊する可能性があります。

ごうだ歯科で欲しいのは優秀なスーパースターではなく、普通のスタッフです。ルールを守って、みんなと連携してやっていくチームプレーをできるスタッフを求めています。

「働きがい」のつくり方

院内でファンをつくるにしても、カリスマ性に惹かれるリーダーになるのではなく、誰からも信頼してもらえるようなリーダーになるのが理想的です。

そうは言っても、何でも指示をしないと動けないスタッフになっても困ります。自分の頭で考えられるけれども、スタンドプレーばかりするようになったら困る。経営者の身勝手な要望かもしれませんが、それを実現するために、権限と責任をハッキリと決めました。

権限の範囲を明確化して、「あなたにはこういう権限を与えます」と文書にして渡して、月一回報告書を出してもらう取り組みを始めたところ、スタンドプレーは目に見えて減っていきました。

さらに、みんながチームのために貢献しようという意識になったとき、ファインプレーが生まれるでしょう。

ＡＫＢ式マネジメントが機能するようになってから、歯科医と衛生士は定着して辞めるスタッフはほとんど出ておりません。

それは嬉しいことなのですが、歯科助手の離職が増えてきました。

歯科助手は資格のない人でもなれるので、あらゆる業種が競合相手になります。

歯科助手の仕事に魅力を感じなかったり、大変だと感じたら、すぐに辞めて転職してしまうのです。とくに今は売り手市場なので、転職先はいくらでもあります。

ごうだ歯科は産休育休制度を設けているのは当然ですが、保育園も経営しているのでそこにお子さんを預けることもできますし、クリニックの近くに引っ越すための手当ても出しています。

歯科助手対象の研修やセミナーもあり、教育体制をしっかり整えています。それでも、辞める人は辞めていく現実があります。

これは前著でも書きましたが、以前のごうだ歯科は、働きやすさは抜群でも働きがいがないと、コンサルティングをお願いしているエイチ・エムズコレクションの濱田真理子先生から指摘されました。

そこで、目標をつくることにしました。

前述しましたが、ごうだ歯科では、すべての医院にお口のコンシェルジュ（ＯＣ）という、患者さんのカウンセリングを担当するスタッフがいます。患者さんとのコミュニケーションのための研修を受け、カウンセリングのプロフェッショナルとして仕事をしてもらっています。

多くの歯科では初診時に問診票に記入してもらい、すぐに診療を始めるのが一般的ですが、ごうだ歯科では問診票に記入してもらった後、ＯＣが対面でコミュニケーションをとることでより細かい要望を聞き取って、患者さんの希望に沿って治療を進めるのが狙いです。

このＯＣのカウンセリングは、通常4回行うことにしています。

初診時、治療の開始前が1回目です。

2回目は歯科医師が口の中の状態を診て治療の計画を立てるときに、患者さんに治療の進め方を説明して同意してもらうときです。

3回目は歯の被せ物を作ったり、入れ歯やインプラントをするときにどういう種類があるか、費用はどのくらいかかるかなどを説明して、患者さんの要望を聞いたりするタイミングで行います。

4回目は治療が終わるときに、今回の治療を通してここが不満だったとかここが良かったというのをフィードバックしてもらって、「次までに改善します」と伝えるアフターカウンセリングです。

現在、OCを担当しているのは歯科助手のスタッフです。

歯科助手は異業種から転職して来る人も少なくありません。

メインの仕事は受付だったり、患者さんの誘導や治療が終わった後の片付けなどの、いわば裏方的な作業が多いので、不満に思う人もいます。

演劇などと同じで主役が輝くためには絶対に裏方の力が必要なので、「そこにプライドを持って欲しい」といつも伝えているのですが、わかってもらえないことが多々あります。

そこで、OCを歯科助手の働きがいの一つにしてもらえたらいいのではないかと考えました。

人によって向き不向きがあるので無理強いはしませんが、適性がありそうなスタッフには積極的に勧めています。

現在は、患者さんとのコミュニケーションという部分で歯科医師と同じくらいOCが重要な役割を担っています。より高いレベルで治療に満足してもらうために、OCは欠かせない存在です。

そのように目標をつくることで、いつまでもごうだ歯科で働きたいというモチベーションになってほしいと考えています。

今は職場を選ぶ条件に、福利厚生を重視している方が増えて来たと感じています。福利厚生ももちろん大事ですが、それだけをモチベーションに長く働くのは難しいのではないでしょうか。

やりがいや働きがいは給与や労働条件、労働環境だけでは決まりません。人の役に立ったり、人を助けて感謝されたり、努力を認められたりして、承認欲求を満たされたときに得られるものではないかと思います。

実は、この原稿を書いている最中に嬉しいニュースが飛び込んできました。第1章でご紹介した「年収1000万円を稼ぎたい」と転職したOCの一人が、1年ぶりに戻ってくることになったのです。人材関係の会社に転職したものの、給料は高くてもやりがいを感じられなかったらしく、OCとして復帰することになりました。

人はやはり、お金よりも働きがいを求めているものではないでしょうか。ごうだ歯科を離れることで、自分が本当は何を求めているのかに気づいたのだと思います。

働きがいのある職場を目指してやってきたことは間違ってなかったのだと、今、喜びを噛みしめています。その変化は少しずつ、しかし着実に実を結んできています。

経営者の右腕をどうつくるか、育てるか

AKB式マネジメントがさらに進化したのは、「戦略推進本部」を設けたところです。

今までは、トラブルなどの対処は、最終的に総監督一人に判断して動いてもらっていました。各クリニックのチーフも院内の問題にある程度は対応しても、最終的な判断は総監督に仰いでいたので、総監督にさまざまな権限が集中しすぎて、一人では限界がありました。

そこで、勤続7〜8年になるベテランスタッフ2名と総監督の3人でチームをつくりました。この部隊はフリーで動けるので、どこかのクリニックで問題が起きたら、戦略推進

本部に対処してもらうようにしたのです。

ＡＫＢで指原莉乃さんや柏木由紀さんがＨＫＴやＮＭＢに移籍したり、ＡＫＢと兼任をしてそこのチームの底上げを図ったことと似ているかもしれません。ＡＫＢの「神7」ではありませんが、ごうだ歯科の「神3」です。

三人寄れば文殊の知恵と言うことわざもあるように、今まで総監督一人で担っていた業務を3人で担当することにより、より効率的にスピーディーにこなせるようになりました。

たとえば、スタッフから「ここが使いづらい」という声が上がれば、医院内の動線を見直したり、会計の時間短縮のために電子カルテを導入したりもしました。

電子カルテはまだスタッフも慣れていなくて「余計に時間がかかる」と不満もありますが、いずれ定着していくでしょう。これらは、僕だけでは手が回らず、対応できませんでした。

今はある程度までは3人で意見を出し合いながら進めて、本当に困ったときだけ僕に報告が来るようになりました。

戦略推進本部は、いわば僕の右腕ですが、どのような人材を右腕にするかは、多くのリーダーにとって悩みどころでしょう。

僕は、「患者さんのためになるかどうか」を判断基準にできる人材を選びました。

もちろん、現場スタッフとのコミュニケーションをとれる人材であることも大事ですが、判断軸がぶれていると、自分達基準で考えてしまいがちです。

たとえば、大勢のスタッフが「電子カルテは時間がかかるから元に戻してほしい」と言ったのだとしても、それが患者さんのためになるのなら、貫き通せる強さがある人材が適任です。大勢の意見に流されず、患者さんを最優先に考えられる。そういう人材になら、信頼して重要な仕事を任せられます。

立場が人を育てると、よく言われています。

確かにその通りで、総監督も各クリニックのチーフたちも、リーダーとして急成長していきました。戦略推進本部に加わった2人も、日々リーダーとして頭角を現していっていると感じています。

ただ、やはり立場だけでは成長が頭打ちになります。

僕が要求しているレベルが高いのかもしれませんが、「もうちょっとここで、スタッフに強く言って欲しいな」という場面でも、躊躇してしまう場合があります。

そこで、経営者向けの研修を受けてもらうことにしました。

それは現在のリーダーたちだけではなく、これからリーダーになってもらいたいスタッフも一緒に研修を受けてもらいました。

リーダーとしての心構えや、現場とのコミュニケーションの取り方などを、社外の講師から教えてもらうのですが、リーダーにも教育が必要なのだと、今更ながら実感しました。そこまで教えきれていなかったのは、僕自身が至らなかったからだと思います。

今は、リーダー向けの教育は早くから始めたほうがいいと感じています。

立場が人を育てるにしても、その土台をしっかり固めておいたほうが、より成長は早くなるでしょう。

ＡＫＢで総監督が代替わりするように、近いうちに、ごうだ歯科も総監督たちが交代する時期が来ると思います。

そうやって次世代のリーダー達が絶えず育っていくことが、組織が長く続いていく原動力になるのでしょう。

また、歯科医師も着実にステップアップしています。

開院して一年が過ぎたごうだOCEAN歯科は、対前年比160パーセントの伸びを示しています。

このクリニックは院長がとても素直で、誰からも好かれて信頼されるリーダーであるのが、好調である大きな理由だと思います。やはり、誰がリーダーになるかによって、そのチームの人間関係や雰囲気がつくられていくのだと、当たり前ではありますが実感しています。

多くの歯科医師は自我を優先させ、人の意見には耳を傾けず、まわりの人のいいところを吸収しようとしない傾向があります。それは自分の成長を止めてしまうので、素直さがあるかどうかが、その人の伸びしろに関わって来るのだと僕は考えています。

スキルは採用後に教えれば、いくらでも習得できますが、素直さは育ってきた環境によるところも大きいので、採用後に教えられるものではないでしょう。

だからこそ、採用の段階で素直さを見抜くことが重要なのだと思います。

その段階では見抜けなかったのだとしても、一緒に働くうちに違和感を抱いたら、少なくともリーダーを任せるべきではないのだと、さまざまなトラブルから学びました。これも、ごうだ歯科がグループとして成長していくための成長痛だったのかもしれません。

スタッフを輝かせる！　ＡＫＢ式総会

ごうだ歯科では２０２１年から毎年合同研修会「ＡＫＢ式総会」を開催しています。

２０２３年もコンサートホールを借りて、すべてのクリニックの全スタッフが集いました。

当日は、各院長が1年間の報告をして、総監督やチーフたちも自己紹介や今後の目標について発表します。

今回は、僕はコミュニケーションの改善をテーマに話しました。

ここで、僕からみんなに伝えたのは、

・相手を知る

・興味を持つ
・傾聴する
・理解する

ということを一人一人に心がけてほしいということでした。

どれも当たり前ではあるのですが、おろそかにしてはいけないコミュニケーションの基本だと思います。というより、コミュニケーションはここからスタートすると言っても過言ではありません。

今回はエイチ・エムズコレクションの濱田真理子先生にチームビルディングをテーマに語っていただきました。それはまさに今のごうだ歯科に必要なテーマだったので、スタッフたちも感銘を受けたようです。

そして、メインイベントが、日ごろ頑張っているスタッフによる発表です。

戦略推進本部が選んで、数人に発表してもらいました。

今年はOC4人が活躍しました。そこで、彼女たちにどのようなことをしていたのか、どのような効果があったのか、数字的にどのような結果だったのかをプレゼンしてもらうことにしました。

時間は一人15分位なので、それほど長くはないのですが、人前でプレゼンするのは初めてのスタッフばかりなので、やはり緊張やプレッシャーがあります。

何を話すのか、戦略推進本部を交えながら何度も話し合って内容を詰めていき、何度も何度も練習して本番に臨む。そして大舞台でスポットライトを浴びながら懸命に伝えようとする、その姿に見ている側は心動かされます。まさにＡＫＢです。プレゼンが上手だとか下手だとかは関係ありません。


この効果は計り知れず、まずプレゼンした本人たちに自信が生まれます。

ＯＣの仕事は見方によっては裏方なので、なかなか評価してもらえない面もあるのですが、みんなに「そんな重要なことをしているとは知らなかった」と言ってもらえたら、自信を持てるのは間違いありません。

今まで以上にやりがいが芽生えて、総会以降の仕事の取り組み方も変わっていきます。

また、院内で助け合わない風潮になってしまったのは、お互いがどのような仕事をしているのか分からないというのも原因の一つ。だから、こういう場で何をしているのかが分かれば、お互いに尊重し合う気持ちが生まれます。

治療にあたる医師や衛生士は、OCが患者さんとコミュニケーションをしっかりとってくれているから、治療がスムーズに進められるのだと気づきます。

「患者さんに問診表を書いてもらえばいいのでは？」と思うかもしれませんが、問診票では質問が限定されているので、患者さんが本当は何を望んでいるのかは、なかなかすくい取れません。

たとえば、「あまり治療にお金をかけたくない」と考えている患者さんに高額な治療を勧めたら、「自分たちの儲けしか考えてないのでは？」と思われてしまう可能性もあります。問診票ではそこまで書けませんし、受付に伝えるのもはばかられます。

ましてや、医師に面と向かって「高額な治療をしたくない」とは言いづらいでしょう。

そこをOCが丁寧に要望を聞き出すから、患者さんは安心して治療に臨めるのです。

陰ながらサポートしてくれているOCの活躍を知り、歯科医や衛生士が感謝するようになれば、互いの間にある壁を乗り越えられます。

それこそがファンをつくるAKB式コミュニケーションです。

ここまで大々的なことをしなくても、部署ごとの発表の場をつくるのはいい機会だと思います。

全体会議などで他部署の様子もある程度は分かるかもしれませんが、たとえば経理部の大変さはなかなか理解してもらえないという話も耳にします。一方で、「営業部はサボってばかり」と思われているかもしれません。

お互いに理解し合うためには、日頃、自分たちが何をしているのかを社内に向けて説明する場は必要ではないでしょうか。

本人たちは通常の業務に加えてプレゼンの準備をしなくてはならないので大変ですが、それで相互理解が進むのなら、やってみる価値はあると思います。

アプリを使った「動画で教え合う文化」の育て方

双方向のコミュニケーションで大事なのは、教え合うことです。

とくにごうだ歯科では毎年のように新しい技術を取り入れているので、みんなで学び続ける必要があります。

ごうだ歯科を開院したときから、僕がマニュアルをつくり、新人が入って来たら、そのマニュアルをもとに教えていました。

しかし、文字のマニュアルは何度も読み返すのは面倒ですし、使いづらく、覚えづらいという難点がありました。僕もマニュアル作りのプロではないので、読みやすいマニュアルをつくれていたわけではありません。

そこで、「soeasy buddy for dental」（soeasy buddyとは、動画を簡単にマニュアル化でき共有できるプラットフォーム）という動画でマニュアルをつくるアプリを利用することにしました。

グループLINEでも、何か変更点があったときは「ここのシステムをこう変えました」とみんなに伝えています。

ただ、LINEのコメントは流れていってしまうため、「後で読み返そう」となったときに、ハッシュタグとかを付けて検索しないといけないので、手間がかかります。

スタッフは日々の業務に追われて忙しいため、手間がかかることは、なかなか定着しません。そこで、動画を体系的にストックできるサービスを利用することにしたのです。

たとえば、治療道具の使い方を写真で見せるより、動画で「ここを回してヘッドを取り換えましょう」とやり方を見せるほうが断然分かりやすくなります。

治療についても、「奥歯の根元は、こうやってクリーニングしましょう」と実際にやっているところを動画で見るほうが、言葉で説明するより100倍伝わりやすいのは言うまでもありません。

受付の仕方や、患者さんが治療するときの顔のタオルのかけ方など、あらゆることを動画にしてアップすれば、全員で共有できます。

動画にすると、分かりやすいのはもちろんのこと、何度も見返せるのが最大のメリットです。

人は一度や二度聞いても覚えられないものですし、なかには何度聞いても覚えられない人もいます。医療は覚えることが多く、専門用語も多いので、そう簡単には覚えられないでしょう。

僕もそれは分かっているので、5回目までは普通に教えます。5回目になると、さすがに「何度も教えたと思うから、覚えてほしいな」と、やんわりと釘を刺します。

新人には教育係をつけていますが、先輩が忙しいと、後輩は「何度も質問するのは申し訳ないな」とためらうものです。なかには、「何度も同じ質問をしたら、怒られるかも」と聞けない新人もいるかもしれないので、動画を見てもらうのが誰にとってもストレスがかからない方法だと思います。

また、動画だとノウハウを統一できるというメリットもあります。

教える人によって、違う方法を教えてしまうのはよくある話しです。

ベテランのスタッフは、自分の経験則でやりやすい方法を確立できているからいいのですが、新人にとっては、教える内容が人によって違うと、どの方法でやればいいのか混乱します。

したがって、「ごうだ歯科ではこうやります」というベースを動画でつくって共有するのが、一番混乱を招かずに済む教育法です。

ベテランスタッフたちも、「動画を見てね」と言えば、何度も教える時間を省略できるので、自分の作業に集中できます。

動画をアップするときは全員に告知して、その日か翌日中には見て「いいね」を押すように伝えてあります。

ゆくゆくは、全員が動画を撮れるようになって、必要な情報をどんどん共有できるようになったら、さらに生きたマニュアルになっていくと思います。

たとえば、治療中にヒヤリハットがあったら、その様子を再現して、「こういう状況になったら注意してください」とアナウンスすることができます。患者さんからクレームがあったら、「こう対応しましょう」と注意を促せるでしょう。

動画ならリアルタイムで更新して行けるので、スタッフ全員の情報をアップデートできます。

宣伝ではありませんが、「soeasy buddy for dental」は歯科医院向けのサービスで、利用している歯科医院が増えているそうです。

動画を撮った後、編集する必要はなく、投稿ボタンを押せば自動的に字幕が表示されるので、誰でも気軽に利用できるのが優れていると感じています。

「コミュニケーションをとるには、人が教えるのがいいのでは?」と思う方もいるかもしれません。

しかし、人手が足りないとどうしても教育が不十分になってしまいますし、人が教えると、教える側の技量も問われます。

教え方が上手な先輩のもとについた後輩は順調に成長していき、教え方が下手な先輩についた後輩は伸び悩むようでは、後輩があまりにも気の毒です。

みんなが同じぐらいに成長していくために、動画で教える文化をつくるのは、これからの時代に適した教育方法ではないでしょうか。

スタッフの適材適所をどう見極める？

スタッフの適材適所の見極め方は、僕にとっては一生かけて取り組んでいく命題です。それこそ秋元康さんのような天才は、ＡＫＢのメンバーの個性をすぐに見抜いて、「君は次の曲でセンターね」「次の総監督は君ね」と抜擢できるのでしょう。

僕はそこまでできる自信はなく、長年一緒に仕事をしながら相手の人となりを観察して適所を考えるぐらいしかできません。

結局のところ、仕事を任せてみないと適材適所は分からないものだと思います。

新人スタッフの育成を任せてみて、想像以上にきめ細やかに教える人もいれば、全然教えずにほったらかしにする人もいます。後者の場合は、早い段階で教育係は向いていないと判断して、他の仕事を任せます。

人には向き不向きがあるので、向いていない仕事は、僕はムリにやらせようとはしません。教育してレベルを引き上げることはできるでしょうが、本人が望んでいないのなら、それほど能力が伸びるとは思えません。それより、自分の得意分野を伸ばすほうが成長していけるでしょう。

ただ、向いている・向いていないの判断をするためにも、一度は仕事を任せる必要があります。任せないで「あの人には向いていない」と決めつけるのは、リーダーとして失格な気がします。

また、任せることで責任感が生まれて、その業務を全うしようという意識が芽生えることもあります。

そう考えると、適材適所を見極めると言うより、「信じて任せられるかどうか」がカギになるのかもしれません。

次世代のリーダー候補は常に探しているのですが、こちらが「リーダーにふさわしい」と思っていても、本人は嫌がることもよくあります。

そういう場合は、「リーダー会議を見学だけでもいいので参加しませんか？」のように誘ってみます。

そうやって少しずつ興味を持ってもらい、いつかリーダーになりたいと思えるようになったら、適材適所が実現できるでしょう。適材適所の実現は、考えているより時間がかかるものなのだと思います。

チームのモチベーションを高めるインセンティブ

人が何によってモチベーションが上がるのかは様々です。

分かりやすく、給料がアップすればモチベーションになる人もいれば、お金よりプライベートが大事だから定時に上がれると嬉しいと言う人もいる。そうかと思えば、自分のスキルアップにやりがいを感じる人もいます。

ごうだ歯科としては、なるべく一人一人のニーズに応えたいと考えています。


前著でも紹介しましたが、人事評価は一方的に「ここがよかった」「ここがダメだった」と評価するのではなく、まず本人が自己評価してから直属の上司が評価し、最後に僕が評価するという三段階にしています。

それにより、双方向のコミュニケーションができます。

本人は「僕は、挨拶は完璧にできている」と思っていても、周りからは「余裕のあるときは挨拶をするけれど、余裕がないときは患者さんに挨拶してない」と見えているかもしれません。

お互いの考えをすり合わせて、「それでは、これからどうすればいいのか」という議論をするのが双方向のコミュニケーションです。

ちなみに、ごうだ歯科では挨拶や身だしなみ、言葉遣いや患者さんの応対などの基本的なマナーやルールは、全員が評価の対象になります。

ベテランになったら自分から挨拶をしない人、言葉遣いも後輩には砕けた口調になって、上司には敬語を使うような人、どの企業にもいるでしょう。そういう二面性のある人は周りから信頼されないので、ベテランこそマナーやルールに気を使うべきだと思います。

さて、双方向の評価制度も整えて、「これでみんな納得しているだろう」と思っていたら、実はそうではないことが分かりました。

数人のスタッフから、「自分の頑張りを評価してもらえていない」と言われたのです。内心、「え？　こんなに多方面から評価する仕組みを整えているのに？」と思ったのですが、スタッフたちによると、新しいことをしたときに評価の対象になっていないから評価が変わらないのが不満だそうです。

「そういうことは賞与でプラスアルファして評価しています」と伝えたところ、「そういう曖昧な評価の仕方より、新しいことにチャレンジしたら1、000円でもいいから分かりやすく評価してほしい」と言われました。

確かに、どうしても「評価する」という行為には曖昧さがつきまといます。

自分の評価と他人の評価がピッタリ一致するほうが難しいので、「これをできたら1、

000円アップ」のようにシンプルな基準があるほうがいいのだと気づきました。

そこで、スキル手当をつくりました。

ただ、無制限に手当てを出せないので、評価するスキルを決めて、「1スキルについて1、000円」というルールにしました。3つのスキルを身につけられれば3、000円になります。

給料が大幅に増えるわけではないのですが、要は「評価を見える化」することに納得感があるのだと思います。お金が欲しいというより、評価が欲しいのでしょう。

インセンティブ（報酬）も、ただ与えればいいという話しではなく、本人たちが望んでいるような与え方をしないと、何も響かないのだと気づきを得た体験でした。

持続可能なクリニックになるためのステージに突入

僕は、常々、カーネル・サンダースのようになりたいと言っています。

カーネル・サンダースとは、言わずと知れたケンタッキー・フライド・チキン（KFC）

の創業者です。

カーネル・サンダースはガソリンスタンドのオーナーだった頃があります。ある時、お腹をすかせたドライバーのためにガソリンスタンドの隣にレストランを開いたところ、ドライバーの間で評判になりました。

そのレストランで提供していたのがフライドチキン。料理もサービスも大好評だったのですが、65歳のとき不運にも店を畳むことになり、無一文で再スタートします。そこからレストランを一軒一軒回ってフライドチキンのレシピを売り込み、1、010回目にしてようやく契約を獲得できたのだとか。

その後、KFCはフランチャイズ化されて、爆発的に人気を集めます。カーネル・サンダースは、フライドチキンのレシピを大切に守り、90歳で亡くなるまで生涯現役であり続けました。

当グループで僕の似顔絵をロゴにしているのは、カーネル・サンダースのように仕事に情熱を注ぎ、理念やレシピ（治療や接遇の技術など）を次世代に引き継いでいきたいという思いがあるからです。

２０２３年の秋。僕は戦略推進部のスタッフ3名と共に、人材教育のコンサルタントをしているアチーブメント株式会社のリードマネージメントセミナーを受けました。

全7日間の研修ですが、自らの経験に照らしても納得のできる内容ばかりで、「もっと早くに受講すればよかった」と思った次第でした。

ちなみに、アチーブメントはビジネス分野では上場企業や中小企業の経営者・管理職への教育と、官公庁や学校、自治体など様々な場での教育に従事しており、２０２２年には日本テレビとの業務資本提携もされ、タッグを組んで日本全国での教育に力を入れている企業です。

研修で印象的だったのは、チームには5段階の成長のステージがあるという話です。心理学者のブルース・W・タックマンが提唱した「タックマンモデル」をもとに、アチーブメントでアレンジしたのが、次の5つのステップです。

第1段階：無関心期

組織やメンバーに関心がなく、個々が自分の仕事だけすればいいと思っている段階。

自分以外のメンバーの目標達成や成果には関心がなく、悪いことが起きても「僕には関係ない」と他人事です。リーダーの指示や命令がないと仕事が円滑に進みません。

第2段階：様子見期

意識は自分に向いていますが、チーム形成が始まっていく段階。自分の存在を確認しようと、お互いに自分の存在を主張します。メンバーのことを十分に理解していないので、チームに不安や緊張感があり、チャレンジを控える傾向があります。

第3段階：ぶつかり期

チーム内が混乱しますが、次第に意識がチームに向くようになります。組織の方針やビジョンに対して意見の対立が起き、チームを離脱するメンバーも出てきます。この葛藤やぶつかりあいを乗り越えるとお互いの理解が深まって、団結感が強くなります。

第4段階：まとまり期

課題を解決する中で、チームの成果に向かってベクトルを合わせられるようになります。ゴール（目標）やメンバーの役割と責任範囲が明確になり、共通の理念やビジョン、価値観を大切にするようになります。

第5段階：躍進期

チームとして統一された最大の成果に向かっていく段階。全員がチームのメンバーとしてコミットメントし、帰属意識が生まれます。任命されたリーダーではなく、最も効果的にリーダーシップを発揮する者がリーダーを務めるようになります。同僚や部下にも自律心が芽生えているため、問題や課題が早期に解決されて成功体験が蓄積されていきます。
（『チームビルディングとは？　オンラインでできる研修や事例を紹介』アチーブメントHRソリューションズHPより）

今のごうだ歯科は、第1段階（無関心期）〜第3段階（ぶつかり期）の間をグルグル回っている状況だな、と感じました。AKB式マネジメントを導入して、まとまり期に行けるかと思ったら、また後退したような状態です。

ここから、まとまり期を経て躍進期に達するまでまだまだ時間はかかりそうですが、ステップアップのためにリーダーが何をすべきなのかを教えてもらい、とても参考になりました。組織は永遠に安定することはなく、常に経営者がアップデートしていかなければいかないと強く思いました。

組織は監督や管理者ではなく、スタッフの自己実現の場として存在するのだという教えは、雲の切れ間から光が射すような思いでした。目標達成のために育成があるのではなく、育成の結果、目標達成するのだという話を聞き、スタッフに厳しく目標達成を求めているわけではありませんが、何事も「育成ありき」なのだと改めて感じました。

戦略推進部にとってても刺激になったらしく、研修後にさっそく何をするつもりかを尋ねたところ、「傾聴をする。アドバイスをしない。観察をし、承認できるようにする」「週に一度チーフと話す時間を決める。スタッフカルテをつくる」「相手を知っていないとその人の目標に寄り添えないので、少し上の目標を立てるためにも相手を知る」など、次々に決意表明が寄せられました。

そのうちの一人は、あるスタッフを自分の右腕として育てたいと本人に伝えたと報告してくれて、人材育成に情熱を持ってくれたのだと嬉しく感じました。

その彼女は、「今までは自分がアドバイスや答えを与えていた。それを実行してくれたことに対して褒めていたので、相手の想いや意見をちゃんと聞けていなかった」と気づきを得たことも教えてくれました。

今まで、こういったマネジメントセミナーは自分一人で受講していましたが、戦略推進部と一緒に参加したことで、エンジンが1つではなく4つになった感じです。

これから、よりスピード感を持って改革を実行していくことになるでしょう。リーダー達はよりリーダーらしくなっていき、チームの結束力が強くなり、第4段階（まとまり期）の壁を越え、第5段階（躍進期）に行けるのではないかと思います。そうすれば、お互いの距離感が縮まり、みんながイキイキと働けるクリニックになるだろうと、研修後に確信しました。

10年後も20年後も持続可能なクリニックになるために、ごうだ歯科は新たなステージに踏み出したのです。

相手の価値観を知るところから始めよう

コミュニケーションをとる時、「相手を知る」ことが大切です。

前述したアチーブメントのセミナーで、「上質世界」という概念を知りました。

これはアメリカの精神科医ウィリアム・グラッサー博士が提唱した「選択理論心理学」に出てくる考え方です。

選択理論心理学とは、「すべての行動は自らの選択である」と考える心理学です。

選択理論心理学では、人は5つの基本的欲求に基づいて行動していると考えます。これをもとにすると、相手の言動が理解しやすくなります。

①生存の欲求

空気や水、食べ物、住居、睡眠や健康など、生きていくために必要なすべてに対する欲求。

②愛・所属の欲求

家族、友人、会社などに所属し、愛し愛される人間関係を保ちたいという欲求。

③力の欲求

自分の欲するものを、自分の思う方法で手に入れたいと思う。人の役に立ちたい、価値を認められたいという欲求。

④自由の欲求

自分の考えや感情のままに自由に行動し、物事を選び、決断したいという欲求。誰にも束縛されずに自由でありたいという欲求。

⑤楽しみの欲求

義務感にとらわれることなく、自ら主体的に喜んで何かを行いたいと思う欲求。

これらの5つの欲求は誰もが持っているけれども、人によってその強弱と満たし方が異なります。

力の欲求の場合、力の欲求の強い人は「絶対に一番でなければ嫌だ」「絶対に負けたくない」などと考えますが、力の欲求の弱い人はそうではありません。

満たし方についても、勉強を頑張り、テストで100点を取ることで力の欲求を満たす人もいれば、スポーツで活躍し、周囲の賞賛を得ることで力の欲求を満たす人もいます。

なお、5つの基本的欲求の中で、一番満たすのが困難な欲求は愛・所属の欲求です。なぜなら、これだけが唯一、一人で満たすことができないからです。

つまり、愛・所属の欲求を満たせば、人はその組織に属することに喜びを感じ、その組織に貢献したいと考えるようになる可能性があるのです。

それでは、どのようにその欲求を満たせばいいのか？

そこで出てくるのが、「上質世界」です。

選択理論心理学によると、上質世界は、「脳内の記憶の世界」となっています。

上質世界は願望のイメージ写真が貼ってあるアルバムのようなものであり、そこには5つの基本的欲求に関するイメージ写真が並んでいます。たとえば、配偶者や最も親しい友人、好きな食べ物や欲しいもの、行きたい場所や趣味、宗教や哲学などのイメージ写真です。

そのイメージ写真を現実世界で実現するために、その時、最善だと思った行動を人は選択するそうです。

もし、社会的に成功している自分のイメージ写真が上質世界にあるのなら、それを実現させるために寝る間を惜しんで働いたり、勉強するかもしれません。そのイメージ写真が自分のモチベーションとなり、自分を突き動かすということです。

人は、上質世界にあるものには強い関心を持っても、上質世界にあまり関係ないものに対しては関心を払いません。

だから、もしスタッフに真剣に仕事に取り組んでもらいたいなら、相手の上質世界に仕事を入れてもらえるようにサポートしなければならないとセミナーでは教わりました。

とはいえ、相手の上質世界をコントロールすることはできません。

まずできるのは、自分の上質世界に相手を入れることです。

そのための第一歩は、相手を好きになること。そして、「この人の言うことは間違いない」と相手から思われるように「徳」と「才」を磨かなければなりません。ちなみに、「徳」とは人格や人望、「才」とは能力です。

僕自身は、歯科医師としての技術的な能力はあると思いますが、組織の混乱を招いたこともあり、マネジメントの能力はまだまだだと言えます。自分自身をまだ磨き続けないといけないし、相手の上質世界を理解しないとコミュニケーションは成り立たないのだと、背筋が伸びる思いでした。

僕の上質世界にある写真には、患者さんの笑顔の写真や家族の笑顔の写真、そしてスタッフの笑顔の写真も並んでいます。ただ、今はスタッフの笑顔は少なくなっているかもしれません。

そこで、スタッフ一人一人の上質世界を知ろうと決めました。

相手が5つの欲求のうち、どれが強くてどれが弱いのか、相手の上質世界には何が入っているのか、それを満たすにはどうすればいいのか。要は、相手の価値観を知り、理解するということです。

それらは、スタッフ一人一人と向き合わないと分からないので、僕は久しぶりに全員と面談をすることにしました。

おそらくスタッフたちは「なぜ、今さら理事長が面談？」と警戒して、なかなか心を開いてくれないでしょう。溝を埋めるために時間はかかると思いますが、自分から心を開くことでしか、相手の上質世界にごうだ歯科は入らないのだと思います。

そして、これは小さな取り組みですが、スタッフの誕生日に手書きでメッセージカードを書き、手渡しすることにしました。

休日に、そのスタッフに感謝したいところ、褒めたいところを思い浮かべながら、心を込めてカードを書いています。それを本人に渡すと、驚いた表情をしていますが、メッセージを読むと嬉しそうにお礼を言ってもらえるので、少しは気持ちが伝わったかな、と感じています。

もし、スタッフの上質世界にごうだ歯科が入るようになったら、仕事に生きがいを感じられるようになるかもしれません。スタッフがイキイキと働けるようになれば、ごうだ歯科はもっと患者さんに喜びを与えられるようになるでしょう。

時間はかかっても、それが院内でも院外でもファンを増やす最善の方法なのだと信じています。

T・Rさん　勤続年数：8年　歯科助手

▼いつも心がけていること

・どの患者さんでも治療を安心して受けてもらい、気持ちよく笑顔で帰っていただけるように心がけています。

▼個別の対応

・初診の方にはなるべく不快な思いをしないようにいつも以上に注意し、2回目、常連の方にはこれからも当院に通いたいと思っていただけるように心がけています。

▼患者さんとのエピソード

・「スタッフや先生も優しく、ここなら子供も嫌がることなく来られる」とか、「説明も丁寧だ」と言われたことです。

第3章

AKB式ファンコミュニケーション

スタッフと患者さんの「双方向」のコミュニケーション

皆さんは、何度もリピートして通っているお店がありますか？

味がおいしいレストラン、ヘアカットやパーマが上手な美容院や理容院、顔なじみが多い商店街など、いつも利用しているお店がいくつもあると思います。

何度も通うのは、そのお店のファンになっているからでしょう。熱狂的なファンだけがファンとは限りません。いわゆる「お気に入り」や、日常的に利用して自分の生活の一部になっているのも、応援しているからだと言えます。

企業が20年後も50年後も生き残っていくために必要なのは、熱狂的なファンより静かなファンです。熱はいつか冷めてしまいますが、応援が習慣になれば長く愛してもらえます。

ＡＫＢでもメンバーが変わってもファンであり続ける人は多いので、そのような「箱推し」ファンをつくれれば最強です。

歯科医院にとってのファンとは、言うまでもなく患者さんのことです。

一般に歯医者さんは怖い、痛い、なるべく行きたくないと思われています。ごうだ歯科も例外ではありません。

ごうだ歯科では、「歯医者を行きたくない場所ナンバー・ワンから行きたい場所ナンバー・ワンへ」というキャッチフレーズがあり、SNSなどでも情報発信しています。

前著でもご紹介したように、毎年「ごうだまつり」を開いて、地域の方にイベントを楽しんでいただくことで、歯医者に対するハードルをなくそうとしています。そのために、ごうだ歯科のスタッフ全員でダンスも披露しています。コロナ禍でしばらくお休みしていましたが、ごうだまつりはまた復活させるので、皆さんも一度遊びに来てください。

しかし、実際のところハードルをなくすのは、そう簡単ではありません。

患者さんが歯医者を嫌だと感じる理由はさまざまですが、僕たちと患者さんのコミュニケーションがうまくできていたら、嫌にならずに済むところがまだまだあるのではないかと思います。

たとえば、僕たちは治療が始まる前に、患者さんに「痛いときは手を挙げてくださいね」と必ず伝えています。皆さんも、通っている歯医者さんで言われるのではないでしょうか。

しかし、治療中に手を挙げる患者さんはほとんどいません。

もちろん僕たちもなるべく痛くない治療を心がけていますが、患者さんの体がビクッと動いたりすると、「あれ？　痛かったのかな？」と思ったりします。

インプラントの手術のときは患者さんにブザーを渡して、痛いときや気分が悪くなったときに押してもらうことにしていますが、これも一度も押されたことがありません。

僕たちは「遠慮しないで知らせて欲しい」と思っているのに、患者さんは「少しくらいの痛みは我慢しよう」「どのくらい痛いときに手を挙げたらいいのか、わからない」とためらっているようです。

これは、やはり僕たちの説明不足で、「痛みを感じたらすぐに手を挙げてくださいね」「我慢しないでいいですよ」と強調して、心理的なハードルを下げることが必要なのかもしれません。

いつまでに治したい、通う回数を減らしたい、保険だけで治療したい、できるだけきれいに治したいなど、患者さんのニーズは一人一人違います。それをできるだけくみ取りつつ、最善の治療法を考えて提供するのが歯科医の務めです。

近年、日本でも医師や歯科医師が治療のメリットやリスク、どんな選択肢があるかなど十分に情報を伝えたうえで、患者さんと一緒に治療の方針や手法を決める考え方が浸透してきました。

今は歯科医師が「一番良い治療法はこれなので、これでいきましょう」と一方的に決めてしまう時代ではありません。

たとえ僕が最善だと思う治療であっても、患者さんがやりたくないのなら、別の方法を考えます。

もちろん、どうしてそれが最善と思うのか、どんなメリットとリスクがあるかを説明します。患者さんから「こんな治療はできませんか？」と聞かれたら、それも検討して納得できる方法を探すこともあります。

そうやって、患者さんと一緒にゴールを目指すのが、ファンを増やすためのコミュニケーションの第一歩なのだと思います。

まず、相手の心に寄り添う

今でも、医者の前に出ると緊張して話せなくなる方は少なくないようです。

何とか心を開いてもらって、不安に思っていることや疑問に思っていることを話してもらうのが、医師にとって永遠の課題です。そこで聞き出せないと、的外れの治療をすることになるかもしれません。

以前、NHKの番組「プロフェッショナル」に出演されていた内科医の天野恵子さんは、女性を専門に診療する「女性外来」のパイオニアです。クリニックは完全予約制で初診の予約がなかなか取れないほど評判がいいそうです。

注目すべきは、初診の前に自分の症状で気になるところを文書にして、郵送かFAXでクリニックに送るシステムであるところ。これなら、患者さんは伝えたいことを余すことなく伝えられます。

また、事前に文書を読んで、それに合った治療法を考えてくれていたなら、患者さんは嬉しいでしょう。

新幹線で大阪から東京まで追いかけたというエピソードがあります。時間や労力がかかっても、そのエピソードが口コミで伝わり、評判になります。

そこまでするのはムリだとしても、顧客に寄り添うという姿勢があれば、ファンになってもらえるのではないでしょうか。

「先回り」でファンの不安や不満を消し去る

「予約したのに長時間待たされた」というのは、患者さんの不満の中でも必ず上位に上がってきます。

以前のごうだ歯科は診療中に待合室の患者さんが見えるような位置関係になっていましたが、今は待合室があまり見えなくなってしまいました。それだけに待合室の様子はいつも気にするようにしています。

僕を含め、スタッフとしてはなるべく時間通りに、患者さんを待たせないようにしたいところなのですが、診療の内容によってはどうしても時間がずれ込んでしまうことがあります。

時間が過ぎているからといって、中途半端に治療を止めるわけにはいきません。大変申し訳ないと思いながら結果的に待っていただく場合があります。

待っている患者さんはずっと貧乏ゆすりをしてイライラしていたり、じっと携帯を見ている方もいれば、「まだかな」とキョロキョロしている方がいたり、待ちくたびれたお子さんが待合室を走り回っていることもあります。

「まだですか？　もうずいぶん待たされていますよ」と苦情を訴えられてもおかしくはない状況です。そうなる前に、患者さんの気持ちを先回りしてフォローしておく必要があります。

たとえば、受付のスタッフに「前の患者さんの治療が長引いているのですが、あと5分くらいでお呼びできそうです」などのように伝えてもらいます。

「まだ待たされるの？」「早くして欲しい」と言われてから慌てて対応するようだと、患者さんも気分が悪いしスタッフも落ち着いて仕事ができません。

どんな事情でも、何も説明しないで、ただ「待っててください」という態度は印象を悪くします。反対にきちんとコミュニケーションをとれば、同じ時間を待たされたとしても納得できるものです。

もし、待ち時間が長くなるなら「先にちょっと用事を済ませてくる」と言う患者さんもいらっしゃいます。ちょっとしたコミュニケーションで患者さんの不安や不満を解消できるのです。

また、「怖い」の一言は、今も昔も患者さんと歯科医院の間に立ちはだかる大きな壁です。

椅子に座って、タオルで眼を覆われ、口を開けて身動きが取れない状態では、誰でも恐怖を感じます。その恐怖心を和らげるのは、何よりも「声がけ」です。

昔は無口な歯医者は普通にいましたが、今はそれだとあっという間に患者さんは来なくなるでしょう。

板前も、無口でも料理がおいしいと昔なら常連客はついていましたが、今は食べログなどで「接客がもっとよかったらいいのに」と辛口の評価をされてしまいます。腕の良し悪し+コミュニケーションは、今の時代はどんな業種でも必須なのだと思います。

といっても、患者さんが口を開けたままでは双方向のコミュニケーションはできません。

一方通行のコミュニケーションになる場合、ごうだ歯科では、すべての動作を声に出して説明するように心がけています。

患者さんはタオルで目を覆われてしまったらスタッフの声だけが頼りですから、一つ一つの動作の前に声がけをするのがとても大事です。

患者さんの多くは身体の周りに急に手を伸ばされると驚いてしまうので、診察用のチェアに座ってもらったら、「エプロンを掛けます」「椅子を倒します」から、「お顔にタオルを掛けます」「口の中を見ますね」といった具合に順々に説明しながら声を掛けます。

歯を削るときや麻酔の注射をするときは、「キーンと音がしますね」とか「ちょっと振動します」「針がチクっとしますね」などの声掛けをしてから始めます。

このように、患者さんが感じそうなことを、先回りして伝えると、患者さんは怖いながらも心の準備をしてから治療を受けられます。

とくに歯を抜くような大きな治療のときは、患者さんは不安に感じています。

「大丈夫、もうすぐ終わりますよ」のように、明るく声をかけると、患者さんは落ち着いていられます。

これらはごくごく当たり前のことですが、気を抜くとおろそかにしがちです。

つい流れ作業のように何も言わずに口の中に器具を突っ込んでしまったら、それだけで患者さんは不安になります。治療でやることは同じであっても、一言「顎をちょっと引っ張りますね」と伝えるだけで、受け止め方は全然違います。

よく、「相手の立場になって考えよう」と言いますが、接遇や接客こそ、先回りして考えることが、相手への思いやりになるのだと思います。

「推し」をつくれるチームは強い

AKB48は、以前は個性的なメンバーがそろっていましたが、最近は「個性がない」「メンバーの顔と名前を覚えられない」と言われることが多くなり、メンバー一人一人がYouTubeやSNSで情報を発信するようになったようです。

自分を推してもらうためには、積極的にアピールしなくてはならないのでしょう。

どんな業種でも、ファン（顧客）に顔と名前を覚えてもらえれば最強です。

ごうだ歯科の場合、スタッフが積極的にアピールしたわけではありませんが、患者さんから「次もあのスタッフさんで」と指名をいただいたり、手紙をいただいたり、ファンがついているスタッフがいます。

彼女たちがどのようなことを心がけているのか聞いてみましたので、皆さんの接遇、接客のご参考にしてみてください。

M・Yさん　勤続年数：1年8カ月　歯科助手／お口のコンシェルジュ

▼いつも心がけていること

・笑顔を忘れずに話しかける。
・ワン・トーン高めの声で聞きとりやすい速さで話しかける。
・患者さんの話を傾聴する。
・丁寧な言葉づかいで患者さんを誘導する。

▼個別の対応

・患者さんごとに対応を変えています。
・初回の方へは、自己紹介を必ずすること、丁寧にしっかり対応することを心がけて、二回目以降の方へは、「前回ぶりですね、また来てくださってありがとうございます」と「忘れていませんよ」ということを相手に伝えています。
・常連の方へは、日常生活の話しや、ニュースの話など、会話も楽しんでいただけるようにしています。

▼患者さんとのエピソード

・前回話していたことの続きの話を今回した時に、「そんなささいなことも覚えてくれてたんですか!? 嬉しいです！」と患者さんに喜んでいただけました。
・初診カウンセリングやセカンドカウンセリングでお話しをした時に、「こんなに親身になって話を聴いてくれたのは初めてです。ありがとうございます」「お姉さんと話してるとポンポンとしゃべってしまう、話し上手で聴き上手ですよね!! 楽しいです！」と言ってもらえたことがあります。
・頑張って作成した資料を家に帰って確認してくれた方から、「自分の口がこんな状態とは知らなかった。ここから治療していきたいのでお願いします」と電話をいただきました。

▼苦手な患者さんの対応

・苦手意識を前に出さずに、笑顔での対応を気をつけています。

・対応しきれないと感じた時には、患者さんに不快な思いをさせてしまわないように、他のスタッフ（チーフや上司、先輩）に代わってもらい、どのように対応したのかを聞いています。

▼自分自身の成長のために行っていること

・カウンセリングをスキルアップするために、カウンセリングの時に録音しています。

・苦手なことを放置せず、練習したり、先輩に時間がある時に見てもらっています。

・患者さんとのカウンセリングの中で、うまくいったことを記録して、次に活かせるようにノートを作っています。
・分からないことがあれば先輩に聞き、知らないままの状態にしない。
・カウンセリングに入る前に、「楽しむぞ！」という気持ちで入るようにしています。

H・Iさん　勤続年数：4年　歯科衛生士

▼いつも心がけていること
・一人一人に合った話し方、トーンを変えて相手に聞きとりやすいようにしています。
・不安・緊張感を少しでもとれるように、マスク越しの笑顔を心掛けています。

▼患者さんとのエピソード
・「いつもきれいにしてもらって、ありがとうね」と、担当している患者さんから、

クリーニング後に言っていただけることが嬉しいです。

▼**苦手な患者さんの対応**

・印象が悪くならないよう、笑顔で対応しています。

▼**自分自身の成長のために行っていること**

・反省点を考え、一つ一つ改善するように意識して行動する（言葉づかい・姿勢など）。

H・Mさん　勤続年数：5年　お口のコンシェルジュ

▼**いつも心がけていること**

・明るく笑顔で接することを心がけています。

・早口にならないようにゆっくり話すことを心がけています。

▼**個別の対応**

・とくに意識して対応の仕方は変えていません。常連の患者さんとはフレンドリーに話してくださる方や覚えてくださってる方とは仲良くお話しさせていただいています。

▼**患者さんとのエピソード**

・お母さんが治療で来院されて、そのあいだお子さんをあずかって見ていました。最初はずっと泣いていましたが、回数を重ねると仲良くなり、そのお子さんも検診で来てくれるようになり、お母さんから、「いつも見てくれていた優しい可愛いお姉さんがいい」とご指名していただいたことが嬉しかったです。

・患者さんのご主人さんと出身地が一緒と知り、来院いただくたびに声をかけてくださって、「地元には帰ってますか?」など気遣っていただけたことが嬉しかったです。

・受付をしはじめて最初の頃、受付時間終了後に来院された患者さんの対応をしていたのですが、「話しにならんけん、他の人と代わって」と言われたのですが、数年後同じ方を対応していて、「対応が優秀賞や!!」と褒めていただいたことがありました。

▼**苦手な患者さんの対応**

・対応するときは緊張しますが、他の方と対応は変わらず、笑顔で対応することを心がけています。

▼**自分自身の成長のために行っていること**

・分からないこと、迷ったことはすぐ聞くか調べるようにしています。
・分からないことをそのままにするのがイヤなのと、患者さんに間違ったことを伝えないために、その場ですぐに確認するようにしています。
・たくさんカウンセリングをして経験を増やし、その都度、自分の中で振り返って反省をして、次に活かせるよう心がけています。

T・Mさん　勤続年数：6年　歯科衛生士

▼**いつも心がけていること**

・必ず名前を最初に呼んで話しかける。

・患者さんのテンションに合わせる（声の大きさも）。

▼**個別の対応**

・初回の方は、患者さんは医院全体のことが分かりませんし、こちらも患者さんの状況が分からないので、患者さんに多く話していただくようにしています。

・二回目以降の方は前回の話しを出すようにしています。

・常連の方には治療以外の話しもします。

▼**患者さんとのエピソード**

・かなり昔の話しですが、お母さんについて来ているお子さんから、手紙を渡されました。そのときに、「帰りは暗いから気をつけてね」と言われたことが、今でも忘れられません。

・限られた曜日しか行かない分院で、「あなたに診てもらうために仕事の休みを合わせているんだよ」と言ってもらえた時です。

▼苦手な患者の対応

・顔に苦手を出さないようになるべく笑っています。

▼自分自身の成長のために行っていること

・何かあったとき、一日の終わりに「あれでよかったのか」といったん考えてみます。

・何か全体に伝えたいときは、伝える言葉を考えて準備していきます。

・感情的にならず、考えて行動できるようになるために心がけています。

▼苦手な患者さんの対応

・診療室に入ったらどの患者さんにも同じ対応ができるように苦手という気持ちを捨てて診療室に入るようにしています。

▼自分自身の成長のために行っていること

・自分の立場でできることは何か。あいている時間に何をするべきかを考えながら行動しています。これからも歯科助手として学べることは学んでいきたいと思います。

T・Yさん　勤続年数：8年　戦略推進部部長／歯科衛生士

▼いつも心がけていること

・笑顔で元気よく話すこと。

・患者さんが分かりやすいよう、できるだけ噛み砕いて説明すること。

▼個別の対応

・常連の患者さんには少しラフな接し方をしていますが、「分からないこと、不安なことをゼロにして帰っていただく」という根本は同じです。

▼患者さんとのエピソード

・前歯の詰めものをしたときに、「こんなに手早くキレイに詰めてくれてビックリしたよ。上手だね。ありがとう」と言われたことがとても嬉しかったです。仕事にやりがいを感じたのは、このときが初めてだったかもしれません。そしてそのやりがいは、今も私の力になっています。

・「クリーニング後に寝てしまってごめんよー‼」と謝られたりすることがあるのですが、痛みのない心地いい施術が出来たのだと密かに嬉しくなります。

▼苦手な患者さんの対応

・とくに他の方と変わらないです。何か一つあげるとすれば、笑顔で元気よく、そしてしっかり話しかけます。

▼自分自身の成長のために行っていること

・スタッフからの声を聞くことです。もちろん患者さん第一ですが、患者さんだけではなく、スタッフにとっても良い医院でありたいからです。

・そして何か課題が見つかったときには、まず自分自身で何が問題か、それを解決するためにできることは何かまで考えます。そうした上で、理事長へ話を持っていくよう心がけています。

・スピードも意識しています。できるだけ早く報・連・相をする。問題解決までに時間をかけない、後回しにしないようにしています。

顔が見えなくても笑顔でいる

最近は、多くの医療機関で診療や検査の前に患者さんの名前を確認するのが一般的になりました。

健康診断などで検査室に入るたびに、「お名前をフルネームで言ってください」と言われた経験がある方は多いのではないでしょうか。患者さんにとっては面倒かもしれませんが、間違いをなるべく減らすためには大切なことです。

一方、医療関係者も「本日、担当する○○です」と自己紹介をします。

これはただの挨拶ではなく、「私が責任を持って担当します」という意思表示です。これは医師、歯科医、看護師、歯科衛生士など医療関係者ならみんなが当たり前に持っている感覚です。

僕は治療を始める前、患者さんが診療用のチェアに座ったタイミングで、斜め前に回って「今日担当する合田です」と自己紹介をして名刺を渡すことにしています。

患者さんの正面に立つと、どうしても圧迫感があると思うので、斜め前か真横くらいがベストなポジションです。

そのときは必ず一度マスクを外して、きちんと顔が見えるようにします。

もともと歯科医はマスクを着けて治療をしますが、患者さんとしてはやはり顔が見えないのは不安でしょうから、一度外して顔を見せています。

スタッフたちには、マスクをしていても笑顔でいるようにアドバイスをしています。

「マスクをしていれば顔は見えない」と思うかもしれませんが、意外と目に表情は出ます。

笑顔のときは目も笑っていますし、無表情のときは目も覇気がありません。

また、声にも表情は出ます。

受付で電話を受けるときに、笑顔で応対していると声も明るくなります。

しかし、ムスッとした表情で電話に出ると、声もトゲトゲした感じになるものです。

ですので、顔が見えなくても、なるべく笑顔でいるのが相手に好印象を与えるポイントです。


なお、名刺を渡すのは理事長の僕だけですが、必ず自己紹介をしてから治療を始めるのは他の先生たちも同じです。

僕の名刺には、経歴以外に診療の方針などがいろいろ書いてあります。

これは、患者さんが知人をごうだ歯科に紹介するときに使ってもらえることを意識しています。

歯科医が名刺を渡すのは珍しいので驚かれることもありますが、覚えてもらうには便利ですし、簡単な宣伝ツールにもなるので、続けていく価値はあると考えています。

お子さんに向かって話していますか？

歯科医院には小さいお子さんが大勢通って来ます。

僕たちにとっては大人も子供も大切な患者さんです。

子供の治療をするに当たっては大人と同じか、それ以上にコミュニケーションをとって、スタッフを信頼してもらうことが欠かせません。

「子供に説明してもわからないだろう」と親御さんのほうを向いて説明するスタッフやドクターは多いですが、僕はそれには疑問を感じます。

僕はどんなに小さなお子さんでも、まずはお子さんに向かって話すようにしています。親御さんに向かって話すと、子供は自分だけ無視されていると思ってしまいます。それでいざ治療やクリーニングをしようとしても、嫌がられたり泣かれてしまったりするものです。

治療の当事者はお子さんです。だから、必ずお子さんに身体を向けて、目線を合わせながら直接話しかけます。

時間があるときは、ゲームやアニメの話、「クリスマスプレゼントには何もらうの?」のように、子供の興味に合わせた話題で雑談もします。

また、治療で怖がらないように、治療台の前に置いてあるテレビで子供が好きそうなDVDやYouTubeを流したりしています。

それでも泣き出してしまったときは、しばらくインターバルをつくって落ち着くのを待ちます。9歳、10歳で大声で泣き続けるお子さんもいれば、3、4歳でもすごく我慢してくれるお子さんもいます。

相手が子供であっても、「もう小学生なのに、泣くのはおかしいよ?」のような上から目線の発言は厳禁です。小さなお子さんでも、大人の発言には傷つきますし、それをきっかけに歯医者嫌いになることもあり得ます。

へりくだる必要はありませんが、友人のような立場で接するのが一番いいと思います。

小さいお子さんは時間帯によってどうしても眠くなったりすることがあるので「今日は止めましょう」と諦めるときもありますが、基本的にはみなさん最後まで治療できています。

子供のときから通ってくれている患者さんが成長する姿を見るのはすごく嬉しいものです。

2、3歳で泣きべそをかきながら治療を受けていたお子さんが、高校生になっても、虫歯はなくてもずっと歯のクリーニングに通ってくれていたりします。それが地域に根ざした歯医者の醍醐味でもあります。

なお、小さいお子さんには「○○くん元気かな?」のようにくだけた感じで話すのは問題ありませんが、高校生くらいであれば、大人と同じ言葉遣いがいいと思います。

また、高齢の患者さんに赤ちゃんや小さい子供に接するように話しかける人もいますが、大半の人は気分を害されます。たとえ認知症気味であっても、敬意を持って接するべきでしょう。

いろいろな考え方があると思いますが、僕は医師と患者さんの関係は相手の年齢に関わらず、対等であるべきだと思っています。

それが患者さんとの信頼関係をつくる土台になるのです。

シーン別 患者さんとのコミュニケーションの取り方

歯科医院に限らず、どんな業種でも、日々さまざまな患者さん（顧客やクライアント）と接するでしょう。

どんな相手とでも良好なコミュニケーションを築ければいいのですが、そうはいかないのが難しいところ。こちらがどんなに誠意をつくして接していても、悪意を持って向かってくる方も、ごく一部ですがいらっしゃいます。

ここで、僕やスタッフたちが日ごろ「困ったな」という場面でどのようなコミュニケーションを取っているのかをご紹介します。

僕たちより、もっと上手にコミュニケーションを取っている方も大勢いらっしゃると思いますが、何かの参考にしていただけると幸いです。

患者さんの話が止まらない場合

ＡＫＢ式では双方向のコミュニケーションが必要ですが、だからといって患者さんと延々と会話すればいいというものではありません。

以前、患者さんの話しを2時間くらい聞いたスタッフがいましたが、ちょっと長すぎるかなと思いました。その患者さんは満足しても、他の患者さんの対応ができなくなるので、バランスが大切です。

話し好きの患者さんは、比較的何でも話してくれますしコミュニケーションが取りやすいので、信頼関係をつくりやすいという点では助かります。

ただ、話しが止まらなくなり治療ができないようですと、次の患者さんの予約時間にずれ込んでしまい困ります。

「口を開けてくださいね」と言えば話しは止まりますが、そのタイミングを与えないぐらいに弾丸トークを続ける方もいるので、必要なポイントはしっかり聞き、雑談は必要に応じて切り上げる工夫も必要です。

自分で話しを終わらせづらいときは、別のスタッフに呼んでもらって「ちょっと呼ばれているので失礼します」と言ってその場を離れるのも一つの方法です。

話をきちんと聞かない患者さんの場合

これは「病院あるある」の一つだと思いますが、こちらが症状や治療の方法について丁寧に説明しても、「それで、どうするんでしたっけ?」のように聞き返されることがあります。

うなずきながら聞いていても本当は理解していないのか、ほかのことを考えているのかは分かりませんが、こういう場合は、もう一度説明するしかないと思います。

前述したように、言葉で伝わるのはせいぜい10%程度。

「説明したら伝わっているはず」と思い込まずに、他の方法でカバーしましょう。

ごうだ歯科では、一般的な治療の内容については冊子を作って用意しているので、医師やスタッフが口頭で説明したうえで、冊子を手渡して持ち帰ってもらうことにしています。

対処法としては、一気に全部説明するのではなく、合間に「ここまでで分かりづらいことはありませんか?」のように確認すると、相手も集中して耳を傾けるかもしれません。

ベストではない治療をリクエストされた場合

患者さんはみんな歯を削ったり抜いたりするのを嫌がるというイメージがあるかもしれませんが、「頼むから抜いてほしい」と言われることもあります。

僕から見て、「この歯は絶対抜かないほうがいい。治療して残したほうがいい」と思う場合、患者さんにもそう伝えます。

ところが、患者さんによっては「また痛くなるのは嫌だ」「また通院するのは面倒だ」といった理由で、抜くことを希望する方もいらっしゃるのです。

また、歯の被せ物が外れたときに「このまま付けても長持ちしないからつくり直したほうがいいですよ」と言っても、「いや、そのまま付けて欲しい」と拒まれることもあります。

医学的には自分達のほうが正しいのだとしても、患者さんが望んでいないのなら、無理強いはしません。あらゆる治療法を説明した後、どれにするのかを選ぶのは患者さんであって、医師ではないと思います。

気難しい患者さんの場合

話しかけてもムスッとしていたり、新人の衛生士が担当しようとすると、「ベテランの人に代わってくれ」と言ったり、敬遠したくなる患者さんもいらっしゃいます。

僕はそういう場合、積極的にコミュニケーションを取るようにしています。

普段と同じようにニコニコしながら話しかけたり、相手の反応が薄くても話しかけていると、徐々に相手も心を開いて話してくれるようになることもあります。

自分の意見をなかなか言えない患者さんの場合

人見知りをする方は、症状について尋ねても、あまり語ってくれない場合もあります。そういうときは、OCや歯科助手に話を聞いてもらう場合もあります。

白衣に緊張する方は多いので、青いユニフォームを着て威圧感をなくすようにしていますが、患者さんが女性の場合、どうしても同性のほうが話しやすい雰囲気があるでしょう。

僕が席を外して歯科助手に聞いてもらったり、患者さんが診療室を出た後で、「受付でちょっと聞いてみて」とスタッフにお願いして質問してもらいます。

注意したいのは、あまり話さないからといって、根掘り葉掘り聞こうとしないこと。緊張して話せないかもしれないので、患者さんが話しやすい環境をつくるほうが大事だと思います。

インターネットの情報を信じきっている患者さんの場合

最近は受診される前に、インターネットでいろいろ調べて来られる方が増えました。それはそれで、治療について意欲的なので嬉しいことではあるのですが、ネットの情報はそれこそ玉石混交です。

怪しい情報や、ごうだ歯科では扱っていない治療法を「やりたい」とリクエストされる場合もありますが、「うちはこういう方針です」と説明してできないことを伝えます。

このとき、気を付けたいのは、相手の意見を否定しないこと。

あまりにもひどい間違いのときは、「それはちょっと違うと思います」と言いますが、基本的には「当院とは考え方が違いますね」のように伝えます。

誰でも自分の意見を否定されると傷つくので、トラブルの元になります。

ただ、強引に意見を押し付けてこようとする場合は、毅然と「うちではできません」と拒みます。

たとえば、矯正はいろいろな方法があるので、「3軒ぐらいクリニックを回ってみたほうがいいですよ」とお勧めします。高額で時間がかかる治療ですし、それこそネットでは「この方法だと、こんなにつらかった」と話しているユーチューバーもいるぐらいなので、患者さんも迷うでしょう。

「うちの治療法のほうがいいですよ」と強引に勧めると、後々トラブルになるので、「他の歯科医院にも相談して、ご自身に合うところで治療されたらいいと思います」という程度にとどめています。

失礼な態度の患者さんの場合

どの病院でも、患者さんの無断キャンセルには悩んでいるでしょう。

病院によっては2回無断キャンセルしたら出禁にすると決めているところもありますが、ごうだ歯科はそこまではしていません。

患者さんも何かトラブルに巻き込まれたり、ご自分が入院していて連絡ができない状況なのかもしれません。あまり患者さんが悪いと決めつけずに、柔軟な対応をしたいと考えています。

よく「後医は名医」と言いますが、治療していた患者さんがよその歯科医に行って、そこで言われたことを信じている場合があります。

「よその歯科医で聞いてきたんですけど」とか「よその先生はこう言ってました」と言われると、「それなら、そこで治療してもらえばいいのでは？」と複雑な気持ちになりますが、態度には出さないようにしています。

「そういう考えもあるかもしれませんが、当院ではこのような治療方針です」と冷静に説明して、後はどちらを選ぶのかは患者さん次第だと思います。

ファンをつくるクレーム対応

クレーム対応こそ、ファンをつくるきっかけになるとよく言われています。

ごうだ歯科でもクレームはありますが、多くはこちらの不備が原因での苦情なので、誠心誠意謝罪するしかないと考えています。

たとえば、予約したのに長時間待たされた、予約時に希望したドクターが休みの日だった場合などは、こちらの落ち度なので、納得していただくまで謝罪します。また、「勝手に治療された！」と怒られる場合などは、こちらの説明が十分に伝わってないことが多いので、「先ほどもご説明したと思うのですが」とクッション言葉を入れながら、再度説明しています。

前著でもご紹介しましたが、ごうだ歯科では治療後にアンケートをお願いしています。毎月、アンケートから抜粋した患者さんの声を待合室に貼っています。

そこには「スタッフさんが親切でした」のようないい評価だけではなく、「歯のクリーニングは、スタッフさんによって丁寧なときもあれば雑に感じるときもある」のような厳しいご指摘も載せて、僕の「すべてのスタッフのスキルアップを目指します」といったコメントも載せています。

いい情報も悪い情報もオープンにすることで、患者さんには信頼感や安心感を抱いていただけるのではないかと思います。

気を付けたいのは、クレーマーへの対処の仕方。

こちらには何も否がなく、理不尽なことを要求する患者さんは一定数いらっしゃいます。

そういう場合は、相手の要求を飲んだりせず、むやみに謝罪もしないようにしています。少しでも治療を始めると責任が生まれるので、そこは慎重に「僕はこの治療は自信がないので、お引き受けできません」とハッキリお伝えします。それでも「どうにかしろ」と要求されたら、「もうどうにもなりません」と言い切るようにしています。

ときには毅然とした態度で対応しなければならない場面もあり、そこは避けては通れないのだと腹をくくるしかないでしょう。

また、患者さんに伝えづらいことを伝えなくてはならない場面では、トラブルに発展する可能性が高くなります。

思っていたより深刻な症状の場合、予後（症状の見通し）が悪い場合など、患者さんに伝えづらい場面もありますが、そういうときほど、なるべくストレートに伝えています。それは、きちんと伝えることが患者さんの利益になると思うからです。

大量に抜歯が必要なときも、「結構たくさん抜かないといけないですね」「もしかしたら、全部抜かないといけないかもしれません」と言っています。

もちろん、「残念ですが」「言いにくいんですが」といったクッション言葉は入れるようにします。それでも患者さんはショックを受けるので、「そうですよね、ショックですよね」と共感する姿勢を示しています。

もしも歯を残すか抜くかという難しい選択で、いったん残すほうを選択されるのであれば、全力で頑張ります。

しかし、やはり大部分を抜かないといけないときは、毅然と「無理です」と言い切るときもあります。

それでも患者さんに受け入れていただけるのは、普段から信頼関係を築けていて、伝え方に気を配っているからだと思います。

たとえば、ある耳鼻科で耳鳴りがひどい患者さんが、「これは一生治らないかもしれない」といきなり言われたら、立ち直れないぐらいのショックを受けるでしょう。

これは

①伝え方が悪い

②他で診てもらったら治る可能性もある
③未来は治るかもしれない

の3つの原因が考えられます。

もし、「残念ながら、今の僕の力では治せません」と伝えたら、患者さんは「他のクリニックで見てもらえばいいかも」「いつか治るかも」と希望を持てます。

伝え方ひとつで信頼関係を築けることもあれば、一瞬で壊れることもあります。

トラブルに発展させないためにも、デリケートな場面での伝え方には細心の注意を払ったほうがいいと思います。

心を開いてもらうためには雰囲気づくりから

患者さんが歯医者さんを好きになってくれるようにするために、院内の雰囲気づくりはとても重要です。

外観が古かったり中が暗かったりすると、「なんか怖そう」と敬遠されるでしょう。だから、今は外観をカラフルにしたり、オシャレなデザインにしたり、開放的なデザインにしたり、どこのクリニックもこだわっています。

ごうだ歯科も、僕が海好きなこともあり、海をイメージした外壁にしたりして、一見歯医者だとは分からないようなデザインにしています。

院内はセサミストリートのイラストをあちこちに描いたり、診察室の床や診察用のチェアをカラフルにして、とにかく見た目で楽しい空間を演出しています。

分院はハワイの海をイメージして、建物の前にヤシの木を植えたり、待合室にサーフボードを掛けていたり、木のナチュラルなテイストが伝わる内装にしたりするなど、クリニックごとに雰囲気をガラッと変えています。患者さんが他のクリニックで治療するときは、その違いも楽しんでいただけるのではないかと思います。

雰囲気づくりの第一歩で、室内は明るくしたほうがいいでしょう。

深夜のコンビニは、そこだけ煌々と明かりがついていて、安心感があります。

そのように安心感を演出するために、待合室は落ち着いた感じにして、診察室は明るくするようにしています。

ごうだ歯科ではそれぞれの診療用のチェアの前にテレビを置いています。これは開業したときからずっと続けています。

歯科医院では比較的静かめのオルゴールみたいな音楽が流れていることが多いのですが、僕はどちらかというと、ファミレスっぽくガヤガヤしているほうが、患者さんはリラックスできるのでは、と考えています。

テレビからはいろいろな情報が流れてくるので、「明日は雨ですかね」とか「大谷選手、頑張っていますね」といった雑談のネタにすることもできます。テレビの音があることで、治療中のキュイーンという音を少しですが聞こえづらくする効果もあります。

また、一般に歯科医院はいい匂いがしないと言われます。

薬品の匂いがすると恐怖を感じる方もいらっしゃるので、なるべく換気などをして強い匂いがしないように注意しています。

とくに注意しているのは「音」です。

タオルで顔を覆われているときは音に敏感になるので、スタッフにはドタドタ音を立てるような歩き方をしないように注意しています。バタンと音を立ててドアを閉めない、物を落として大きな音を出さないように気を付ける、スタッフ同士で話すときも大声にならないようにするなど、患者さんになるべく不快な思いをさせない工夫をしています。
そういった細やかな積み重ねで、心地よい空間はつくれるものなのです。

コミュニケーション面でも、紙エプロンや顔のタオルは、パッとかけられたり取られたりするとぞんざいにに扱われる感じがします。

ちょっとしたことの積み重ねで不信感が募ってしまうと、何かのきっかけで爆発する恐れがあるので、たとえ忙しくて猫の手も借りたいときでも、一つ一つの動作に気を配ってトータルの雰囲気づくりをすることが大事なのです。

自分を封印して演技をする

「学ぶ」という言葉の語源は「真似る」だと言われています。

コミュニケーションが苦手というスタッフに僕がよくアドバイスしているのは、「ほかのスタッフが話しているワードを盗んでみて」です。

これは僕がやってきたことでもあるのですが、まわりの先生が患者さんに話している言葉を丸暗記して、自分の引き出しを増やすようにするのです。

たとえば、患者さんの口の開け方が小さいときは、「もう少し開けられますか？」と言えばいいんだな、という感じで。

「もっと大きく開けてください」だと責めているように感じるので、表現一つで相手の受け止め方は変わって来るのだと、気づくことがあるはずです。

逆に、「この先生の言い方だと、キツく感じるな」と感じる場合もあるかもしれません。

周りの人のコミュニケーションのとり方は生きた教科書だととらえて、何でも吸収するぐらいの感覚で観察してみましょう。

自分で言葉をチョイスしたり、何を話せばいいのか分からない方は、他の人の話している内容や言葉遣いを真似して使ってみるのをお勧めします。

これは確実に上達する方法です。

歯科医院で話すことはわりと限られているので、「これはいいな」と思った言葉をどんどん自分のものにしていったら、それだけでコミュニケーションのバリエーションが膨らみます。

また、お子さんの定期検診に来た親御さんには、フッ素を塗って「虫歯はないですね」で終わりにするのではなく、必ず一つは豆知識を披露すると会話が弾みます。「もうすぐ歯が生えるから、ここの歯はこういうふうに磨いてくださいね」「歯並びがちょっと悪くなる傾向があるかもしれないので、その予防としては……」といった何かしらの情報を一つだけでも、うまく話せるように用意しておくといいでしょう。

コミュニケーションが苦手な人はただ雑談をするよりも、自分が得意な、歯科なら専門的な話題のほうが話しやすいと思います。

難しい専門的な話をされたら患者さんは困ってしまうので、分かりやすい言葉で、「今はこういうケアが注目されているんですよ」と教えたら、喜ばれます。

コミュニケーションが苦手な人は、職場ではずっと仮面をつけて「積極的にコミュニケーションをとるキャラ」を演じていると思って演技をしてみてください。

「演技をする」と言われても難しいかもしれませんが、人は皆、ある程度は演技をしているものです。子供のころ、親の前では勉強しているフリをしたり、知人の話に共感できなくても「すごいですね」と話を合わせることは皆さんもあるのではないでしょうか。

その延長上で、患者さんの前でも私心を捨てて、「今年の夏は暑いですよね」と話してみると、そこから少しは会話が続いて、場の雰囲気が和んだりします。

クリニックでの会話の目的は、場を盛り上げることではなく、少しでも患者さんにリラックスしてもらえれば十分ですので、「クーラーの風、寒くないですか?」というぐらいの会話でも構わないと思います。

会話が弾まなくても、落ち込まないように。

患者さんは治療をしに来ているので、「きっと家に帰るころにはさっきの会話も忘れてるだろう」と自分に言い聞かせて、気持ちを切り替えましょう。

慣れて来たら、「こういう場面では、こういう会話をすればいい」というのがつかめてきます。

無理に性格を変えたり、別人になる必要はありません。芸人さんも家では全然しゃべらないという人も珍しくありません。仕事中はスイッチを切り替えて、おしゃべりな人を演じているのでしょう。

僕も多かれ少なかれ、クリニックの中では仕事上の役割として理事長を演じています。やはり素に戻れるのは家族といるときですが、それで十分です。

話すのは苦手でも、相手を褒めることはできるのではないでしょうか。

褒められてモチベーションが上がるのは、スタッフだけでなく患者さんも同じです。「〇〇さん、前回よりもここの歯茎の状態が良くなってますすね」と言われると、患者さんも「頑張って歯磨きしているのをわかってくれてる！」と感じて嬉しいものです。

改善しているところは「よくなってきてますね」「きれいになってますよ」と褒めることで「これからもがんばろう」と患者さんのモチベーションが上がります。

それもファンをつくるコミュニケーションです。

SNSのキーワードは「安心感」

「SNSを使うべきかどうか？」と迷っているぐらいなら、すぐにでも始めたほうがいいと僕は思います。

SNSはすぐれた宣伝ツールです。

雑誌やテレビ、YouTubeに広告を打とうとしたら多額の広告費がかかりますが、SNSは無料です。使わない手はないでしょう。

地道にファンを開拓するためにも、SNSはある程度戦略を練って使うのが効果的です。

僕が開業した当初はアメブロとmixiを使っていましたが、当時は医療関係者がプライベートを見せるようなことをあまりやっていませんでした。他の先生は「学会に行きました」とか「こういう勉強会に行きました」というコメントを載せるのが定番でした。

それだと患者さんは「この病院に行ってみよう」と思わない気がするので、僕はなるべく自分のプライベートのトピックなどを載せるようにしていました。

まだ小さかった子供の写真を付けて、「こういう場所に遊びに行きました」というブログを書いていました。

「それで親近感を持ってもらえたらいいな」という戦略だったのですが、当時は「先生、遊んでばかりいちゃダメじゃない」と患者さんに怒られたこともありました。受け止め方はともかくとして、患者さんが読んでくれていたので、宣伝効果はそれなりにあったと思います。

現在は、Facebookはおもに中高年の方、Instagramは若年層に見てもらえるように使っています。

Instagramではごうだ歯科やスタッフの紹介、治療の紹介などを、写真をメインに解説しています。フォロワーは1・9万人を突破したので、着実に実を結んでいると感じています。

Facebookは院内のイベントや僕のプライベートを中心に載せています。

プライベートを紹介しているのは、子供と過ごす時間を大事にしているのが、クリニックのイメージ戦略としてプラスになると思うからです。クリニックでは見られない僕やスタッフのいろいろな面を知ってもらうことで身近に感じていただき、患者さんに安心感を与える効果もあると思います。

さらに、スタッフの家庭やプライベートを大事にするというのは、ごうだ歯科の経営理念の一つでもあります。その点でSNSは患者さんに好感を持ってもらうだけでなく、スタッフを募集するときの訴求力にもなります。

求職者がSNSを見て、「職場の雰囲気が自分に合っていそう」「プライベートも充実させられそう」と感じて、「この職場いいんじゃないの?」と応募してもらえたら、という思いもあります。


何を載せるか、どこまで載せるのかの判断は悩みどころですが、PR目的なので、炎上しない内容であったほうがいいでしょう。

僕は何かを批判するようなコメントは一切していませんし、どのメディアでも2~3行ぐらいの短文しか載せないようにしています。

SNSやブログで持論を展開している医師の方もいらっしゃいますが、それはそれで自分の意見に賛同する方がファンになってくれるので、宣伝効果はあると思います。一方で、アンチも生まれるので、クリニック側が患者さんを選んでいるようなものかもしれません。

個人的には、熱狂的なファンを獲得するより、「この歯医者さんなら、優しそう」と感じて足を運んでいただくきっかけになればいいと思います。

SNSでの交流も期待していないので、完全に「ごうだ歯科を知ってもらう」という目的のためだけに使っています。

自分が求めているクリニック像に合わせて戦略を練れば、SNSはお金をかけない効果絶大な宣伝ツールになるでしょう。

イベントに積極的に参加する理由

患者さんとどれぐらい親しくなればいいのか、線引きは難しいところですが、僕は普段からスーパーで患者さんに会ったら声をかけるくらいの距離感にしています。

プライベートと仕事を完全に分ける先生もいますが、地域に溶け込んでファンを獲得するほうが、ごうだ歯科を長く愛してもらえるだろうと考えています。

開業当初はもっと規模が小さかったので、患者さんと飲みに行くこともありました。

「昔ちょっとテニスしてたんです」という話しをしたら、「一緒にテニスしてみない？」と誘われたり、「ゲートボールに来ない？」と言われたりして、一緒にプレイしたこともありました。

今はなかなかそこまではできませんが、地域の方に顔を覚えてもらうことで、地域密着型の歯医者になれるのだと思います。

最近、分院を開業するときにクリニックの建物の上棟式で、昔ながらの餅投げ（餅まき）をやって近隣のみなさんに参加していただきました。

最近は餅投げをする習慣が減っていますが、年配の方々は餅投げには楽しい思い出があります。だから、ご近所に告知してみたら、驚くくらいのたくさんの人が集まってきて、にぎやかにお餅をキャッチしていたので、本当にやってよかったなと思いました。

やはり、イベントは自分たちを知ってもらうための絶好のチャンスになります。たくさんの歯科医院のなかでごうだ歯科を覚えてもらうには、何か独自のアピールが必要です。

その一環として、地域のイベントには積極的に参加しています。

たとえば、「おかやまハワ恋ビールフェスタ」というイベントに参加して、インスタ映えするようなブースを出しました。

ビールと歯医者はまったく関係ないと思われるかもしれませんが、そのときはビールのおつまみになりそうな「歯を元気にスルメ」というキシリトール100％のスルメを販売しました。スルメは虫歯にもならないし、噛む力もつくので、お子さんにも人気があり、100個完売しました。

また、キッズフェスみたいなイベントでも、インスタ映えスポットを自分達でつくって、プロカメラマンが写真を撮ってそれをプリントして差し上げるという試みをしてみました。

子供の無料検診やフッ素塗布のような、歯科医らしいこともできますが、歯科医としては普通すぎて、あまり印象に残らないかもしれない、と思います。

楽しんでもらった結果としてクリニックの名前を覚えてもらえたら嬉しいという思いで、歯医者っぽくないPRにするのを僕たちも楽しんでいます。

だからイベントではクリニックのパンフレットを配ったりせず、印象に残るほうに力を入れています。岡山のイベントは夏だったので、うちわをつくって配ったら、好評でした。

地域のイベントには財界人も結構来られるので、岡山の大きな企業や銀行、テレビ局とも繋がれる機会になりました。

やはり、開院した地域でやっていくためには「地域に溶け込む」ための努力がある程度は必要です。そのためには、顔やクリニックの名前を覚えてもらえるような場には、自分から飛び込んでいく労力を惜しまないほうがいいと思います。

もちろん、「イベントに参加するぐらいなら、治療に集中したい」と考える方もいるでしょう。そのクリニックに合った宣伝方法があると思いますので、自分達らしい方法でファンを獲得するのがベストだと言えます。

第4章

ファンに選ばれ続けるためのAKB式コミュニケーション

「信頼できる歯医者さん」はどうやって見つければいい？

ここまでの章では、主に医療関係者や企業を経営する経営者を対象にお話ししてきました。

ただ、誰もがどこかで患者さんの立場になるものです。

歯科医も自分の歯の治療を自分ではできないので、自分のクリニックの誰かか、信頼できる同業者に診てもらいます。ほかの分野の医師も同じです。

ファンと双方向のコミュニケーションを築くためには、相手の立場になってみる、つまり患者さんの立場になって初めて分かることもあるはずです。

そこで、この章では患者さんに向けて歯医者さんの選び方や利用の仕方をご紹介します。

患者の立場の方には全員役立つ情報ですが、同時に医師の立場として患者さんに対して心がけることにもなるはずです。僕も患者さんに選ばれ続けるクリニックであろうと、日々悪戦苦闘している最中ですが、どうやって生き残っていけばいいのか悩んでいる医師の方の参考になれば幸いです。

まず、患者なら誰もが知りたいのは、信頼できる歯医者さんでしょう。

確実なのは、内科でも耳鼻科でもいいので自分が通っている病院、または信頼できる医師がいれば、その方に「先生はどこの歯医者に通っていますか？」と聞いてみるのをお勧めします。

医師は自分の歯を治療するときは、医療業界のネットワークを駆使して信頼できる腕の歯科医を探すでしょうから、当てにできると思います。

一般的には、ホームページ（ＨＰ）を見ていい歯医者なのかどうかを探すでしょう。ＨＰの作りがしっかりとしていて、情報が更新されていれば、情報発信に力を入れているので、ある程度は信頼できるのではないでしょうか。

昔つくったＨＰが更新されずにそのままになっているなら、「いろいろなところに細かな配慮ができてないのかもしれない」と感じます。患者さんに「このクリニックはもう閉めてしまったのかもしれない」と思われる可能性もあるので、できれば数年に一度は更新したほうが、新規の患者さんを獲得するチャンスにつながると思います。

ただし、HPがキレイにつくってあるからといって、腕がいいとは言えません。それは歯科医院に限らず、どんな病院でも同じでしょう。

たとえば根管治療のように、医師が自信のある治療を前面に出して、症例の写真なども掲載している病院は、ある程度信頼できるかもしれません。総合的な診療を行っている歯科なら、やはり情報をこまめに発信しているかどうかは、一つの判断基準になるでしょう。

腕がいいかどうかは、その地域に住む人たちが一番よく知っていると思います。

口コミでそういう噂は自然と広まりますし、クリニックの前に絶えず自転車が止まっていたり、待合室が患者さんでいっぱいになっているなら、多くの人が支持をするだけの理由があるのでしょう。

とくにお子さんがいる親御さんたちは地元の信頼できる医師の情報を持っている場合が多いので、そういうネットワークで聞いてみるのもいいかもしれません。

また、腕の良し悪しは大事ですが、歯科医との相性も関係します。

それは実際に会ってみないとわからないので、歯のクリーニングで一度利用してみるのはいかがでしょうか。

一般的に、クリーニングは衛生士が担当するものですが、丁寧にやってくれるのか、雑にやるのかで、そのクリニックのスタンスは大体わかると思います。

院内に清潔感があるか、設備を最新のものに揃えているのか、スタッフの身だしなみなどもチェックポイントになります。たとえ古いクリニックでも、清掃が行き届いていて、照明やインテリアなどで温かみのある空間になっていれば、安心感を抱くでしょう。

つまり、「患者さんに安心感を持ってもらおう」「患者さんにとって心地よい空間にしよう」のように、患者さん目線で考えているかどうかがカギになります。

患者さんは、自分が安心できるかどうかで選ぶのをお勧めします。たとえ評判がよくても自分は違和感を抱いたのなら、ムリに通う必要はないでしょう。周りから情報を集めつつも、最後に決めるのは自分自身だと考えていれば、情報に流されずに済むのではないかと思います。

クリニックの内覧会に行ってみよう

そもそも、どんなクリニックが「いい歯医者」なのでしょうか？

ごうだ歯科のスタッフに、自分が患者だったら、どんな歯科医がいいと思うのかを聞いてみました。

・嫌な気持ちや不安がなく通うことができ、自分の疑問に思ったことを聞ける、聞きやすい雰囲気が常にある
・しっかりとした説明・治療が受けられる、清潔感のある歯医者
・スタッフみんなが笑顔で挨拶してくれる医院
・小さいお子さん連れの方でも安心して通院できる歯医者さん
・勝手に治療を進めずに、どんな治療をしてほしいか、どこに虫歯があるのかを分かりやすく教えてくれる歯医者さん
・痛みが少なくて、治療すべてが怖くない歯医者さん

・明るくて、病院っぽくないような感じの入って行きやすい歯医者さん

これらの回答から、「安心感」「丁寧な説明」「明るい雰囲気」「清潔感」を基本的に人は求めていることが分かります。

今は新しいクリニックをオープンするときは、施設ができた段階で住民の方を招待して内覧会をやるのが一般的です。開業するエリアでチラシを配ったりポスティングをしたりして、来られた方にクリニックの中を案内します。

クリニックの立ち上げのときはどうしても予約の患者さんが少ないので、内覧会に来ていただいた方に歯とメンテナンスの大事さを説明して、「しばらく歯医者さんに行っていないのなら、この機会にどうですか？」と予約をしてもらうのが一つのパターンです。

近所にクリニックができて内覧会を行っているなら、ぜひ参加してみましょう。

その際に、次のような点をチェックしてみてください。

・クリニックの治療方針

そのクリニックにどのような設備があり、どのような治療を行うのかをチェックしま

す。

総合的な治療を行うのか、ある治療に特化しているのか。それにより自分がどんな場面で利用すればいいのかがイメージできるはずです。

・歯科医の実績

新しいクリニックは最新設備がそろっていると思いますが、大事なのは歯科医の実績です。そのクリニックの歯科医が今までどのような治療をメインに行ってきたのかを聞いてみましょう。できれば症例も確認させてもらえると、信頼感が増します。

とくに自分がしてもらいたい治療があるなら、積極的にどういう治療をするのか聞いてみたほうがいいと思います。

・歯科医、スタッフの対応

開業前のイベントではありますが、歯科医とスタッフの対応はある程度感じ取れるのではないかと思います。やはりフレンドリーな雰囲気のほうがいろいろと相談しやすいでしょう。

とはいえ、歯科医師のなかにはコミュニケーションをとるのは苦手な人が少なからずいます。それでも、まわりのスタッフが明るく丁寧に接してくれるのなら、歯科医師との間に信頼関係は築けているのかもしれません。

スタッフに、「ぶっちゃけ、先生の腕はどうなんでしょう?」とストレートに聞いてみてもいいと思います。

「前のクリニックでは患者さんにこう言われてたんですよ」「私も、この間、この歯を治療してもらって……」のように、裏話を聞かせてもらえるかもしれません。

このように、開業前でもある程度はそのクリニックのことを判断できるので、内覧会は足を運んでみるのをお勧めします。

長く通えるクリニックかどうかの見極め方

誰もが望んでいるのは、長く通えるクリニック、つまり箱推しを見つけることでしょう。歯科医院の数はコンビニより多いのに、ずっと通いたいと思えるようなクリニックが少ないのは残念なことです。

だからといって、我慢して通い続ける必要はありません。次のポイントで気になるところがあったら、別のクリニックを探してみてもいいと思います。

なお、ここで紹介した例とは逆の対応をしているクリニックはいいクリニックなので、箱推し候補にできるでしょう。

受付の対応

治療に行った際に、受付の対応が最悪だったら、そのクリニックにはもう行かないほうがいいと思います。

患者さんが5分や10分遅れてくることはよくあります。歯科医としては時間通りに来てもらえたほうが助かりますが、こちらも他の患者さんの治療が長引いて待っていてもらうこともあるので、そこはお互い様だと言えます。

ところが、「先生はもう待ってるんですよ」のように、患者さんを責めているような発言をする受付のスタッフがいます。せめて診察が終わってから、「次回は遅れるときはお電話をいただけると助かります」のように伝えたほうが、患者さんはそれほど不快な思いはしないでしょう。

また、受付のスタッフが、ニコリともせず、患者さんと目を合わせようともせず、事務的に作業をこなしているだけなら、あまり感心しません。もし受付のスタッフに「仕事が忙しくて、あまり頻繁には通えない」などと相談しても、それが歯科医や診療スタッフにシェアされていないなら、信頼するのは難しいでしょう。

よほど歯科医の腕がいいなら、受付の態度が失礼でも我慢して通う価値はあるかもしれませんが、スタッフの教育をしていない医師を、それほど信頼できないように感じます。もしくは、院内の人間関係がうまくいっていなくて、受付のコミュニケーションに影響しているのかもしれません。

最近、スーパーの無人レジのように、受付を無人化するクリニックが増えて来ています。そういうクリニックでは予約はWEB上で、治療費は自動決済で、患者さんが通院前後に何か確認したいことがあるなら、外注先のコールセンターにつながるようになっています。あるいは、AIで電話に対応するサービスもあります。

患者さんとのつながりが薄くなりそうで賛否両論あるでしょう。

デジタルは完璧ではないので、デジタルの良さを享受しつつ、アナログ的な人とのコミュニケーションをハイブリッドさせることが歯科医院においては重要だと思います。

受付は無人でも治療は人が行うので、受付の業務がなくなった分、患者さんとのコミュニケーションをとるための時間を増やせるのなら、無人化もいい選択です。

ごうだ歯科としては、地域の方にファンになってもらうには、これからも機械に頼らず人と人とのコミュニケーションを大事にしたいと考えています。

院内の雰囲気

ごうだ歯科の分院が一時期ギスギスした雰囲気になっていたので痛感していますが、スタッフを人前で叱るクリニックは、やはり問題ありです。

残念ながら、これはいまだに多くのクリニックで見られる光景でもあります。

患者さんが治療を受けている頭の上で、医師がスタッフを厳しく指導していたら、患者さんは「このクリニック大丈夫なのかな？」と不信感を抱くかもしれません。

歯科医は普通でも、婦長が厳しい性格なのもよくあるパターンです。

上が威圧的だとスタッフは委縮して、患者さんではなく上ばかり見て動くようになります。委縮していると却ってミスが起きやすくなり、しかも、ミスを隠そうとするかもしれないので、いいことは何一つありません。

僕はそういうクリニックをお勧めしませんし、患者さんも足は遠のくでしょう。

患者さんから見えない場所に行って注意すれば済むことです。そうすればそのスタッフも動揺しないでしょうし、患者さんも不快な気分にはなりません。患者さんにどんな印象を与えるのかも考えないようなら、そのクリニックに未来はないと思います。

患者さんへの対応

歯科医の中には、患者さんの意見を否定する人もいます。

たとえば、「歯はあまり削りたくない、抜きたくない」と患者さんが訴えかけたとき、「あのねえ、削る必要があるから言ってるの！　削らなくても済む段階だったら、医師も『削ったほうがいい』なんて言わないから。医学的に必要だから言っているだけ！」と、歯科医が患者さんを叱ったという話を聞いたことがあります。

確かに、医学的知識のある立場から見るとそうかもしれませんが、そういう場面で感情的になっても患者さんのためにならないと思います。

「何も分かってないくせに」と思うのかもしれませんが、患者さんは専門家ではないので、歯科の知識がないのは当たり前です。

患者さんが納得してない場合であれば、歯の様子を見てもらいながら、なぜ削らないといけないのかを説明すればいいだけ。その手間暇を惜しむ歯科医は、患者さんと信頼関係を築くのは難しいかもしれません。

臨機応変な対応

突然親知らずが痛むようなこともあるでしょう。

そういうときに、「今から診てもらえますか」と頼んでも、「予約でいっぱいなので、3週間待ちです」のように言われたのなら、そのクリニックとは「ご縁がなかった」と思いましょう。目の前に困っている患者さんがいるのに手を差し伸べようとしないクリニックは、本当に患者さんのことを考えているのだろうか、と疑問に感じます。

今まで通っていたクリニックでも、「今週はいっぱいで」のように断られるのなら、ほかのクリニックに変えたほうがいいと思います。

僕の場合は、緊急なら、ほかの患者さんの治療が全部終わった後などに、出来る限り対応するようにしています。

患者さんが本当に治療を必要としているときに対応できないのなら何のためにクリニックを開いているのか、と思うので、そこは自分やクリニックの都合より患者さんの治療を優先させようと決めています。

個人的には、本書の冒頭でお伝えしたコミュニケーションの3つのS、率直、スマイル、スピードを患者さんにも実践しているクリニックなら、安心できるのではないかと思います。それも判断基準にしてみてください。

どの情報を信用すればいい？

医療の世界は日進月歩で、ついこの間まで「いい」と言われていたことが、今は「悪い」と言われている例は珍しくありません。

たとえば、食後、すぐに歯磨きをしたほうがいいという説もあれば、食後しばらく経ってからのほうがいいという説もあります。

これだけ情報があふれていると、患者さんとしては「どの説を信じればいいのだろう」と混乱するでしょう。そういう場合は、自分が普段通っているクリニックで聞くのがいいと思います。

ネットやテレビの情報番組を鵜呑みにせず、できれば身近にいる専門家のアドバイスを受けるほうが安全です。

治療の最後に塗るフッ素にしても、「毒性があるって聞きましたけど、大丈夫なんですか？」と心配そうに尋ねる患者さんはいらっしゃいます。

そういう場合、僕は「ネットでそういう意見もありますよね。でも、海外では普通に使っていますし、僕は自分の子供にも使っていますよ」のように答えます。

そのアドバイスを患者さんが信用するかどうかはともかくとして、僕の治療への姿勢やスタンスは大体分かるでしょう。

「そんな情報、どこで拾ったんですか?」のように患者さんの考えが間違っているかのような態度をとる歯科医は、あまり信頼できないかもしれません。

また、そのクリニックでは扱っていない治療法でも、「あれって最近よく聞きますけど、どうなんですか?」のように聞いてみるのも勉強になるでしょう。もしかしたら裏話を教えてくれるかもしれません。

その際に、「その治療については詳しくないから」のように話そうとしない歯科医は、勉強不足の可能性もあります。

質問することで、相手のスタンスや考え方に触れられるので、雑談のつもりで聞いてみてはいかがでしょうか。

もし歯医者さんで不安を感じたなら？

「歯医者の治療はなかなか終わらない」と感じている方は多いでしょう。

初期の虫歯なら1回で治療できますが、進行していると回数は増えますし、治療する歯が何本もあるなら、何回かに分けて治療するのは一般的です。

患者さんとしては、「今日で終わりかな」と思っていたら、「次はここを治しましょう」と言われたら、「わざと引き延ばそうとしているのかな？」と疑問に感じるのも無理はありません。

初回の治療でレントゲンを撮って、口内を細かくチェックしたら、どこを治療すればいいのか、どんな治療をすればいいのかは大体分かります。ですので、最近は最初に治療計画を立てて、スケジュールや見積もりを患者さんに伝えるクリニックが増えています。

あらかじめスケジュールや予算を知っておきたいなら、そういうクリニックに診てもらうのも一つの方法です。

ただ、今通っているクリニックで、「後、どれくらいかかりますか？」と率直に尋ねてみてもいいと思います。

「こういう治療が必要だから、後何回くらいです」と説明してくれるのなら大丈夫だと思いますが、「結構長くかかるかもしれませんね」とハッキリと説明しようとしないのなら、注意したほうがいいかもしれません。後者の場合でも、「こういう理由で、今の段階ではどれぐらいかかるのか分からないのです」と理由を教えてくれるのなら、安心できるでしょう。

患者さんによって不安に思うことは違います。

料金について不安を感じている方もいれば、「レントゲンを撮りたくない」と言う方もいらっしゃいます。

もちろん、「削ってほしくない」「抜きたくない」という方もいらっしゃるでしょう。

そういう言いづらいことほど、早めに伝えたほうがいいと思います。

治療を始めてしまうと後戻りできなくなることもあるので、最初に伝えたほうが、歯科医も「それならこうしましょう」と代案を提案しやすくなります。

患者さんの中には、「これ以上削られたくない」と、突然通わなくなる方もいらっしゃいます。それも一つの選択肢ではありますが、とりあえず一回は歯科医に「削りたくない」と伝えてもいいのではないかな、と思います。

患者さんが何を感じているのかは話してもらわないと分からないので、黙って通わなくなる前に伝えてみると、状況は変わるかもしれません。


なかには、治療中に我慢している患者さんもいらっしゃるかもしれません。

歯のクリーニングをするとき、気が利く衛生士だと、「口をあけっぱなしだとつらいだろうな」と、合間合間で口をゆすいでもらったりして、インターバルを取ります。

ところが、患者さんを担当することになって間もない衛生士だと、治療に懸命になりすぎて、つい患者さんの口を長時間あけっぱなしにしてしまうこともあります。

そういう場合は、ためらわずに手を挙げて治療をストップさせてください。

「一生懸命治療してくれているのに、申し訳ないな」と恐縮がる必要はありません。歯科医や衛生士が患者さんのペースに合わせるべきなのです。

「痛かったら手を挙げてください」と言われていても、治療の最中には吹っ飛んでしまって、痛みや苦痛に耐える患者さんは多いのかもしれません。日本人は基本的に我慢強いようですが、これからは遠慮なく手を挙げていただきたいと思います。

第5章

AKB式コミュニケーションを実現するリーダーの心得7カ条

ここまで、僕なりのAKB式コミュニケーションについてお話ししてきました。

最後に、自分が経営者として日ごろ意識している心得をご紹介します。

まだまだたいそうなことを言えるほど完璧でも大人物でもありませんが、目標としてあえて宣言し、自分にプレッシャーをかけたいと思い、書くことにしました。

もし僕が言行不一致になっている場合は、いつでもご指摘していただけると幸いです。

心得1 リーダーは常にファーストペンギンになる

「AKB式マネジメントでは、僕は秋元康さんのポジションです」と言っているのですが、実際には秋元康さんのようにメンバーから尊敬を集めるような存在にはまだなれていません。

それでも僕が心がけているのは、何事も、「最初は自分がやってみる」ということです。

いつもファーストペンギンになって、最初に海に飛び込む勇気と行動力こそ大切だと思っています。

2023年から始めた運動会も、次からはスタッフに任せようと思っていますが、初回は僕が中心になり企画しました。以前はスタッフの家族を招いて会場を借りてファミリーパーティーを開催していましたが、それも準備から関わっていました。

ごうだ祭りでも、ちゃんとセンターでダンスを踊っています（笑）。「歯医者は怖い」というイメージを払拭するために全員でダンスを踊っているのですが、元々ダンスが得意なわけでもなく、練習をしてもどこかぎこちないダンスを率先して披露しています。

これは、自分がごうだ歯科の「顔」であるからという意味もありますが、スタッフだけにやらせて自分は傍観していたら、みんなはそれほど真剣に取り組まないだろうと思うからです。

やはり、自分がやってみないとまわりはついてきてくれませんし、自分がやるからこそ本気度が伝わるのだと思います。

何より、自分自身が楽しまないと、スタッフも楽しめないでしょう。だから、イベントはいつも自分が一番楽しんでいます。

また、自分自身が体験してみないと、人から得た情報ではそれがいいのか悪いのか、真の価値判断ができないのも理由の一つです。自分がやってみてよかったものなら、自信を持ってまわりにも薦められます。

もちろん、日常的な業務でも、自分が真っ先に取り組んでいます。院内のルールは、他の誰よりも自分が一番守らないといけませんし、新しい治療法なども自ら勉強しています。

ただし、「自分の背中を見て、みんなに育ってほしい」とは思っていません。そんなにたいそうな背中をしていないというのもありますが、前述した山本五十六の言葉のように、手取り足取り教えないと人は育たないものだと思っています。

そして大事なのは、常に機嫌よくいること。

僕も人間なので、イライラすることもありますし、ユウウツな気分になることもあります。

ただ、リーダーはそれを前面に出してはいけないと思います。リーダーが不機嫌だとまわりもテンションが落ちますし、まわりに気を使わせることになります。するとと、とたんにスタッフは患者さんファーストから理事長ファーストの意識になってしまうので、危険な行動です。

機嫌よくと言ってもハイテンションでいる必要はありませんが、いつも穏やかにコミュニケーションをとれるようでいたいと心がけています。

心得2 信じて任せきる

「好きにやれ。責任はオレがとる」

これは今や社外取締役にまでなってしまった島耕作が言いそうなセリフですが、一度は言ってみたくてもなかなか実行は難しいものです。

僕は、経営者はプレイングマネジャーから脱するべきだと考えています。経営に徹するように環境を整えていかないと、組織はいつまでも大きくなりません。

といっても、当分治療をやめる気はありませんが、いずれ加齢とともに目が見えづらくなったり、思うように手先が動かなくなってきたら、治療から引退する日が訪れます。

自分の引退と同時にクリニックを閉める歯科医も多いのですが、地域の住民にとっては、それまで通っていたクリニックがなくなるのは困るでしょう。

だから、僕は早い段階から後進を育ててきました。僕が一線から退いても、ほかの歯科医でクリニックを回せるような体制を整えています。

ただ、ごうだ歯科でずっと働くとは限らず、地元に戻って開業する歯科医もいます。それでも、その地域の住民に喜んでいただけるなら、種まきをした甲斐があると感じています。人材を育成することは社会貢献にもつながるのだと、多くの歯科医を送り出しながら感じていました。

プレイングマネジャーから脱するには、相手を信じて任せきることが必要です。人に教えるより、自分でやったほうが早いと思いがちですが、そこを我慢して任せきります。

「任せる」ではなく「任せきる」のは、ある程度の権限を与えることを意味します。任せきらないと、「そういうやり方じゃないんだよ」と途中で口出ししたり、「これじゃ全然ダメだね」と全部自分でやり直したりすることになります。

それは双方にとって不幸な結果にしかなりません。

相手の成長の芽を摘んでしまいますし、相手からは「任せると言ってたのに」と不信感を抱かれてしまいます。

AKBの初代総監督の高橋みなみさんは『リーダー論』（講談社）という自著で、「リーダーの最後の仕事は任せること」と書いています。

AKB48グループが300人を超えると、一人一人とコミュニケーションをとるのはムリだと悟り、HKT48なら指原莉乃さん、SKE48は松井珠理奈さん、NMB48は山本彩さんといったそれぞれのグループのリーダーにメンバーの育成を任せることにしたそうです。

どこかのグループの若手ができていないのだとしても、口を出したりせず、見守る。その若手を指導するのはグループリーダーであって、自分ではないと考えていたそうです。「言い出したくなっても、こらえる。中途半端に口出ししたり、中途半端に任せるのが一番よくない」と書いてあり、まさにその通りだと共感しました。

総監督としてコミュニケーションをとるのは各リーダー達にしていたそうなので、そこもAKB式マネジメントと同じだなと思います。

高橋さんによると、自分でやれる仕事はとことんやったうえで最後に任せるから、まわりも「任せてもらえた」と思えるそうです。これも大事な考えです。

おそらく、読者の皆さんの中に、「現場のスタッフ一人一人とコミュニケーションをとったほうがいいのでは？」と感じている方もいらっしゃるかもしれません。

ただ、やはり大人数になると物理的にムリです。しかも、現場とコミュニケーションをとるのなら、全員とまんべんなくやりとりしないと、不公平感が生まれるでしょう。

だから僕がコミュニケーションをとるのは基本的にはリーダー達。そして彼女達に任せきるのが一番現場のスタッフを育てることになるだろうと信じています。

とはいえ、アチーブメントのセミナーを受けて、スタッフの上質世界を知る重要性も実感しているので、一人一人の面談は復活させます。

今後は、面談では密なコミュニケーションをとり、普段の業務で必要なやりとりはリーダー達に任せる、という感じでメリハリをつけていくかもしれません。

もちろん、任せきったから起きるトラブルもあります。最終的な責任を負うのは僕なので、それを覚悟したうえでバトンを渡しています。

とはいうものの、いきなりすべてを任せきるのはかなりの冒険になるので、段階を追って任せる範囲を増やしていったほうがいいと思います。

前述したように、今の総監督のTさんは今までも分院のチーフとしてリーダーを経験しているので、総監督になってから人材の採用や人事異動など、多くの業務を任せられました。

相手に任せきるようになるまでには、時間がかかるという点は肝に銘じておいたほうがいいと思います。

ただし、任せきる際に気を付けたほうがいいのは、最初のうちは相手の「できています、大丈夫です」を鵜呑みにしないこと。それで実際にできていると思っていたことができていなくて失敗したことがありました。

したがって、KPI（重要業績評価指標）を設定し、定期的に報告してもらい、定性的な評価（数字であらわすことのできないものに対する評価）をすることは絶対に必要です。これをしないと、自分と相手の「できている」と感じる度合いにズレが生じます。

匙加減は難しいのですが、相手の成長に合わせて仕事のハードルを上げていくと、相手も現場も混乱しないで済みます。

心得3 相手にも自分にも完璧を求めない

これはリーダーの立場の人は心がけておいたほうがいいと思います。

部下に完璧を求めすぎたら、相手はつぶれてしまいます。

人は誰でもミスをするものなので、それを許さないと組織はやっていけません。

よく「それぐらい、ちょっと考えれば分かるだろ?」とか、「自分が若い頃は、これぐらいのことはできていたよ」と相手を追い込む人がいます。

それを言って何のメリットがあるのだろうか、と疑問に感じます。

自分の優越感は満たされるかもしれませんが、相手の心を削るどころか、相手をぺしゃんこにするような発言なので、デメリットしかありません。

頼んだことを忘れたり、指示通りに動いてくれないなど、誰もが残念な面を持っています。医療の世界では、治療自体は完璧にしないと患者さんの命にかかわりますが、日常的な行動は7割ぐらいできていればOKだと僕は考えています。

ここで大事なのは、自分にも完璧を求めないことです。

「他人に厳しく、自分に厳しく」も、「他人に優しく、自分に厳しく」も、あまり賛成はできません。自分にも7割ぐらいの厳しさで充分ではないかと思います。

なぜなら、自分に厳しい人は、必ずと言っていいほど、人にも厳しさを求めるからです。「自分がここまでしているのに、なんでみんなはそのレベルで満足してしまうのか?」などと思うようになったら厄介です。周りの人の一挙手一投足が気になりだし、人の欠点ばかりに目が行くようになり、あれこれ口出しするようになるでしょう。

しかも、自分の完璧さを守るために、周りを巻き込むのを何とも思っていなかったりします。

故スティーブ・ジョブズが完璧主義なのは有名な話で、アップルの製品には妥協をしない美しさを求めていました。その完璧主義ゆえに、プログラミングのために一晩中起きて仕事をしていた人に対して、「全部間違ってるぞ。ひどいもんだ」とやり直しを平気で命じたりしています。

ジョブズは世の中に生まれていない製品を次々に生み出す天才だから、傲慢でも許されたのでしょうが、多くの人は許されません。周りの人は「ついていけない」と離れていくばかりです。

だから、経営者の完璧主義は身を亡ぼすだけだと言えるかもしれません。

他人に厳しくするのがいいと思っている人は、「自分はこれだけやっているのだから、相手もするべきだ」「自分はこうやって来たから正しい」と思い込んでいます。

しかし、本当にそれは相手のためになるのでしょうか?

最近は厳しいことを言うとまわりからバッシングされ、とたんに意見を変える人がいますが、それは保身に走るからです。厳しすぎる人も、豹変する人も、両者ともに相手のことを何も考えていないという点は同じではないかと思います。

本当は「自分が言わなきゃ気が済まないから」という理由で言っているのであって、相手の立場に立って言っているのではないでしょう。

もし、本当に相手のためを思うのなら、相手の様子をよく観察してからアドバイスするはずです。

相手の成長度合いによってアドバイスを変えていくのが本当の親切であって、ちょっと見ただけで「そこはこうすればいいのに」と口を出すのはリスクが高い行為だと思います。だから、下手にアドバイスをしないほうが相手のためでもあります。

完璧主義に陥らないためには「自分も完璧じゃないし」と思える余裕を持つしかありません。

そもそも、僕自身完璧な人間ではなく、いまだに妻から「今の一言は余計だよ」と叱られることもあるぐらいです。

もし、自分は完璧主義だと自覚されているなら、完璧主義をやめてみると、ものすごくラクになれることに気づくのではないでしょうか。

経営は短期戦ではなく長期戦なので、「ほどほど」がもっとも持続可能だと思います。

心得4 事実は一つでも思考は無限大

トラブルに何度も巻き込まれていると、何事にも動じない修行僧のような精神を身につけたいと本気で思うこともあります。

悟りの境地にはなかなか至れませんが、つらいときは「事実は一つでも思考は無限大だ」と自分に言い聞かせています。

この言葉は、同じ状況でもとらえ方次第で変わるよ、という意味です。

誰が言った言葉なのかは分かりませんが、「解釈は無限大」という表現もあるようです。

元メジャーリーガーのイチローさんには

「壁というのは、できる人にしかやってこない。超えられる可能性がある人にしかやってこない。だから、壁があるときはチャンスだと思っている」

という名言があります。

困難やトラブルは避けようもなく立ちはだかりますが、そのときに「どうしよう」と取り乱したり、「どうして自分ばかりこんな目に」と落ち込んだりしても、何も解決できません。

「今こそチャンスだ」ととらえられたら、「この難関をどう乗り越えるか」とゲーム感覚で立ち向かえるようになるでしょう。

実際には、まだまだそんな境地には至っていませんが、心を削られることはかなり減ってきました。

これは人に対する見方でも心しておいたほうがいいことです。

人は、とかく「あの人はこういうタイプだ」と決めつけてしまいがちですが、話し合ってみると「違うな」と感じたりするものです。

腹を割って話して、初めて相手の気持ちが分かる場合もあります。人はテレパシーで相手の心が読めるわけではないので、決めつけずに相手と向かい合う姿勢が大事です。

そうすれば、相手の心を削らないコミュニケーションをとれるはずだと信じています。

心得5 感情的に怒ったら「負け」

経営の神様、松下幸之助は尋常ではない怒り方をする人物だったそうです。

3時間ぶっ続けで社員を叱り飛ばすこともあれば、あまりの激烈さに社員は気を失ってしまったというエピソードもあります。

後に三洋電機の副社長を務めた後藤清一氏は、ある日、夜遅くに自宅に呼び出されて激しく怒られました。そのとき、部屋の真中でストーブが赤々と燃えていたのですが、松下幸之助は火かき棒でストーブをガンガン叩きながら怒ったので、その火かき棒は曲がってしまいました。

火かき棒を後藤氏の目の前に突き出して、「これをまっすぐにしてから帰れ！」と怒鳴りつけたところ、後藤氏は貧血を起こして失神してしまったそうです。

その翌日、松下幸之助から電話がかかって来て、「別に用事はないねん。気持ちようやってるか？　そうか、そりゃ結構や」とだけ言って切れたそうです（PRESIDENT Online「実録！目頭が熱くなる名経営者の一喝」加護野忠男）。

松下幸之助の感動エピソードの一つになっていますが、今の時代なら完全にパワハラでアウトでしょう。

僕は16年クリニックを経営してきて、そこまで激怒するような出来事はなかったと思います。

スタッフを注意するだけでも神経を使うのに、何時間も激怒できるのは、相当エネルギーが必要のはず。社員を怒るためにそこまでのエネルギーを使うのは、やはり松下幸之助だからなのかもしれません。

そもそも声を荒げて怒ること自体がイヤなので、僕は自分の子供にも怒鳴ったことはありません。

感情的に怒ったら負けだと思っています。

よく「叱る」と「怒る」は違うと言われています。

怒るは感情をぶつけること、叱るは相手のためを思って厳しく注意すること、という意味で使われています。

厳しく注意するというより、淡々と相手の問題点を指摘して、「自分はどう思う?」「どうしたらいいと思う?」のように諭しています。自分だけでは効果がなさそうなら、戦略推進本部に同席してもらって注意するので、厳しく叱らなくてもスタッフにはきちんと伝わります。

叱るときに必要なのは感情より、事実です。事実を突き付ければ、相手も認めざるを得ないので、自分の行動や考えを改めようとします。

感情的に怒ると、相手の行動を改めてもらうのが目的なのか、怒るのが目的なのかが分からなくなります。

だから、どんなときでも冷静に。

我を忘れて、叱る目的を見失わないようにしないといけない、と自分に言い聞かせています。

心得6 常に「持ちつ持たれつ」を心がける

当たり前ですが、どんな仕事でも自分一人ではできません。

互いに助けたり助けられたりして仕事は成り立ちます。

経営者は雇う側なので、どうしても力関係では上になってしまいます。そのため、ともすれば「こっちが雇ってあげてるんだ。うちのやり方が気に入らないなら、やめればいい」という意識になりがちです。

経営者がそういう考えだと、人は次々と去っていきます。人が長く働き続けられない組織はやがて衰退していきます。

だから、経営者は謙虚な気持ちを忘れてはいけないのだと思います。

自分のクリニックや会社を選んでくれたことに感謝して、自分は助けられているのだという意識を忘れずにいようと思っています。


「持ちつ持たれつ」の関係を維持するには、相手を尊重しなければなりません。

だから、相手の考えがどうであっても、いったんは「そういう考えもあるね」と受け止める。そのうえで、たとえばルールに従ってほしいのなら、「うちはこういう方針です」という理由を説明する。そのやりとりはたとえ面倒であってもおろそかにしてはいけないのだと考えています。

「黙って従え」という態度になったとたんに持ちつ持たれつが成り立たなくなり、一方通行のコミュニケーションになります。

それは患者さんに対しても同じで、持ちつ持たれつでクリニックは成り立っています。だから医師のほうが立場が上だと思ったら終わりだと戒めています。

双方向のコミュニケーションを維持するためにも、「あなたを大切に思っていますよ」という気持ちが伝わるようにしたいと思っています。

なお、自分が尊重してもらいたいなら、なおさら相手を尊重すべきです。

尊重や尊敬は欲しいと願って手に入れるものではなく、相手のことを考えていたら自然と相手も尊重してくれるものです。だから、何事も自分から始めるべきでしょう。

心得7 何があっても「逃げない」

僕は元々クリニックをいくつも経営するつもりはなく、最初のごうだ歯科を一生経営していくのだろうと考えていました。

ところが、患者さんが増えてとても1つのクリニックで対応できなくなり、分院をつくることになりました。

それ以降は、「地域の方に求められているなら」という思いで分院を増やしてきました。

そして今感じているのは、「成長を止めたら衰退が始まる」ということです。

1つのクリニックを大事に育てていくのも重要ですが、「現状維持でいい」と考えたとたんに組織は衰退していくのだろうと思います。だから、多少背伸びをしてでも組織を拡大していくことは組織の成長を止めないために必要なのだと、今は考えています。

ただ、組織を拡大すると責任が増えますし、トラブルや困難も増えます。

そのつど、自分に言い聞かせて鼓舞している言葉は、「何があっても逃げない」です。

ここまでAKB式コミュニケーションでスタッフとの関係の改善に悪戦苦闘してきたことをお伝えしてきました。

これからも困難やトラブルが襲い掛かって来るでしょう。

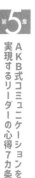

それでも逃げずに立ち向かうしかないのだと覚悟を決めています。

リーダーが問題の解決から逃げていたら、スタッフ達も問題解決から逃げてしまいます。

そんな組織に未来はないので、歯を食いしばってでも困難に立ち向かっていくしかないのだと自分を鼓舞しています。

これからも、ごうだ歯科も僕も何度も壁にぶつかりながら成長していくのだと思います。

そんな発展途上にある僕たちを、温かく見守っていただけると幸いです。

おわりに

本書を最後まで読んでいただき、ありがとうございます。

この誰も予測できなかったコロナ禍の3年間、読者の皆さんもさまざまな苦労をされてきたことと思います。

僕達もこの困難のなか、自分たちに何ができるのか、どうしたら社会貢献できるのかを常に考え、スタッフと共に知恵と力を振り絞ってきました。

お陰様で2024年1月、ごうだ歯科は船井総合研究所の歯科医院経営研究会が主催する「グレートクリニックアワード2024」で、訪問大賞を受賞することができました。

コロナ禍は多くの老人ホームや病院、ご家庭で訪問歯科が中断中止になるなど、業界的に困難な時期でした。そんな苦境のなかでごうだ歯科の訪問治療部門は、施設との対話や歯科の情報発信をすることで歩みを止めず、「患者さんや、施設職員とのコミュニケーションや診療の品質」を一番に取り組んだ結果を評価していただいたのです。

これはひとえに、現場のスタッフたちが患者さんや職員さんとのコミュニケーションを通して信頼関係を築いて、ファンを増やしていったからだと思います。まさに、ＡＫＢ式コミュニケーションの体現です。

この一年、院内は人間関係で右往左往することが多かったのですが、それでも着実に地域に種をまいて花を咲かせていっているスタッフ達を見ていると、「自分が信じて行ってきたことは間違ってはいなかった」と勇気をもらえます。

さらに、訪問歯科のスタッフが介護職の方々向けの講演で、講師としてデビューしました。今後、それぞれの得意分野を活かして輝くスタッフが増えていくだろうと、ＡＫＢ式マネジメントの成果に手ごたえを感じられるようになってきました。

コミュニケーションに１００点満点はありません。

僕もまだまだコミュニケーションで失敗することは多く、反省してばかりいます。トラブルに巻き込まれて心が折れそうになるとき、「目の前の患者さんにしっかりと目を向ける」という基本に立ち返るしかない、といつも言い聞かせています。

僕達は患者さんを治療して幸せになっていただくために存在しているのであり、お金のためだけに働いているのではない。そんな自分軸をしっかり持っている限り、目指すべき道を見失わないでいられます。

皆さんも、日々の忙しさやいざこざに巻き込まれて自分を見失いそうになったときこそ、自分の夢や理想を思い出してみてください。きっと、「こんなことで立ち止まっている場合じゃない」と我に返り、また走り出せるでしょう。

本書が、皆さんが走り続けるための一助となれば幸いです。

合田　大亮（ごうだだいすけ）

1975年　観音寺市豊浜町出身
94年　大手前丸亀高校 卒業
2000年　徳島大学歯学部 卒業
徳島大学病院第一口腔外科 入局
徳島・井上歯科医院勤務を経て
07年　ごうだ歯科医院 開院
08年　医療法人歯っぴー 設立　理事長

1975年香川県生まれ。徳島大学を卒業したのち、徳島や京都での勤務医を経て、2007年にごうだ歯科医院を開院。2011年に医療法人歯っぴーを設立。以後、独自の人材マネジメント手法が結実した結果、スタッフに働きがいが生まれ、「自分で考えて自分で動く」スタッフの育成に成功。順調に業績を伸ばし続けている。現在、香川県内に３医院と一つの保育園を経営、2023年に岡山にも開院。今後、介護分野への進出も考えている。

AKB式コミュニケーション術：
ピンチが私たちを強くした

2024年２月29日　初版第１印刷

著者　合田 大亮
発行者　高野 陽一
プロデュース　水野 俊哉
取材協力　渡部 憲裕（ライフプランニングサークル　シャラク代表・歯科医師）
発行　サンライズパブリッシング株式会社
〒150-0043
東京都渋谷区道玄坂１-12-１
渋谷マークシティW22階
電話：03-5843-4341
発　売　株式会社飯塚書店
〒112-0002
東京都文京区小石川５-16-４
電話：03-3815-3805
印刷・製本　中央精版印刷株式会社

ISBN　978-4-7522-9022-3
Cコード　2036
Printed in Japan